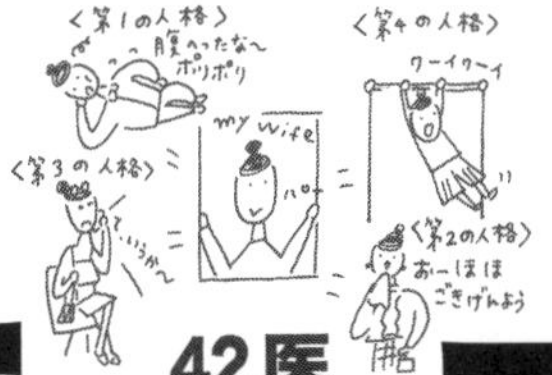

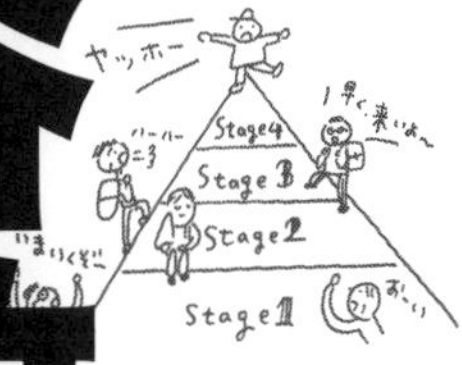

容赦なく長生き！

医者が本音で囁《ささや》く、42の健康哲学

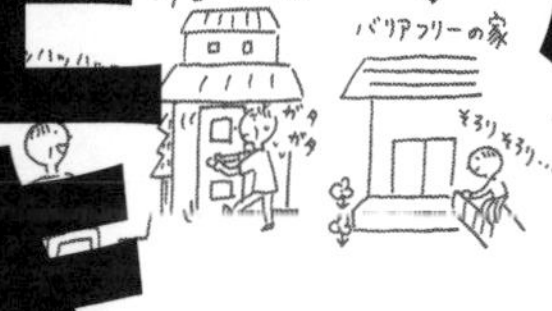

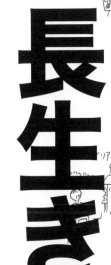

医師
松村秀樹

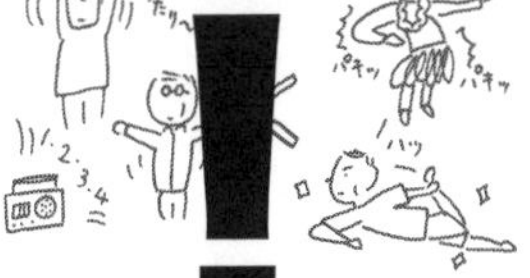

三五館シンシャ

住み果てぬ世にみにくき姿を待ちえて、何かはせん。命長ければ辱《はじ》多し。長くとも四十《よそじ》に足らぬほどにて死なんこそ、目安かるべけれ。（徒然草　吉田兼好）

容赦なく長生き！◉もくじ

ステージ2 今すぐ実践すべき13項

装幀◉鈴木正道
イラスト◉シュクヤフミコ
本文組版◉閏月社

プロローグ——目指せ、容赦なく最高齢者

〝自分だけ〟がしっかり長生きするために

２０１８年、日本での最高齢者は、女性１１６歳、男性１１２歳です。喜ばしいことに男女ともに世界で第１位となっています。

あなたが現在、50歳以上だとします。今から、オリンピックに出場して、金メダルを取る可能性は……まず、ゼロでしょう。ノーベル賞はどうですか。これはもう、絶対にゼロですね。どちらも、数百人以上いるのですが。

では、あなたが、いまから長生きして、最高齢者になるのはどうですか？

可能性として、極めて小さいものの、ゼロではありませんね。最高齢者には、だれかが必ずなるのですから、すべての人に、等しく、その可能性はあります。最高齢者を目指し、それが実現したときの自己達成感はどれほどでしょう。世界中の賞賛と祝福を得られるのは、ノーベル賞以上ですね。なぜなら、世界でただ一人ですから。

健康で長生きを願わない人はいないでしょう。最近、ある企業が、いつまで生きたいかと、男女別にアンケートを取った結果があります。男女とも、「平均寿命くらいがよい」というのが一番多く、「平均寿命より長生き」「平均寿命までいかなくてよい」「あまり長生きしたくない」の順になりました。

「平均寿命までいかなくてよい」「あまり長生きしたくない」の2つで、30％を超えていました。長生きしたくないという人が、これほど多いとは驚きです。

おそらくこの結果は、現在自分が置かれている、健康状態、社会的、経済的な状況、あるいは認知症、介護離職、介護殺人、徘徊老人など、高齢者の増加に伴う、さまざまな社会的問題により、多くの人が長寿にネガティブな考えを持っているからでしょう。

質問を、「もしあなたが、健康で幸せで、経済的に恵まれていたとしたら、どれくらいまで生きたいですか」に変えれば、多くの人は、「平均寿命以上生きたい」「いつまでも生きたい」を選ぶのではないでしょうか。

この本は、「寿命よりはるかに長く、できれば最高齢まで生きたい」という方のために書かれています。しかも、日常生活でだれの助けも必要とせず、自分の足で歩き、元気で溌剌《はつらつ》とした、輝くような人生を全うするための指導書です。

昔から、長生きするためのノウハウ本は、たくさん出版されています。ただ、そのほとんどは、日常生活や食事、運動、健康管理など、あたりさわりのない常識の寄せ集めばかりです。書店には、体にいいという食品を食べたり、特定の運動や生活習慣を続ければ健康になる、という類の本が並んでいます。このような健康ノウハウ本は、平均寿命まで生きるだけなら、多少は役に立つかもしれません。ですが、100歳を超えて、なお元気で生きつづけるためには、まったく別な視点でのアプローチが必須なのです。

本書に書かれていること、特に医学的な記述については、明確なエビデンスをもとに、あらゆる角度から検討し、文献を確認し、結論を得ているものです。相反する二つの意見は、確証バイアス（仮説を検証する際にそれを支持する情報ばかりを集めること）にとらわれることなく、どちらがより正しいかを精査して、私なりの結論を得ているものです。ある程度の独断が入っていますので、世間一般の常識とは、かけ離れた結論だと思われるかもしれません。

随所に、一見、不真面目で、ふざけたような記述がありますが、これは重いテーマがそのまま読者の心に残らないよう、一種の浄化（カタルシス）を目指したものです。賢明な方なら、その文章の背後にある真実を読み取ってくださるでしょう。

内容全体にわたって、体の不自由な人、ハンディキャップを持っている人、要介護の方、病に苦しんでいる人、経済的に苦境に陥っている人などへの配慮に著しく欠けている文章があります。人を疑い、絆を否定し、人と人とのつながりを断つように勧める、一見、不条理な項目もあります。

本来、最高齢者を目指すというのは、「自分だけが長生きする」という意味において、極めて利己的で、容赦のない考え方です。独断的で、上から目線で、強者の理論です。読むにつれて不快に感じられる方がおられるでしょう。

他人を思いやる、弱者に寄り添う、自らを犠牲にして人に尽くす、友情を大切にする方。バードウォッチャー、石収集家、犬猫を救う会会員、ボランティア、献血常習者、チャイルドスポンサーなどの、人間愛に溢れ、心の優しい方とは、根本的に相容れない思想です。そういった方は、この本を読まれないよう、お勧めします。

私が最高齢者を目指す理由

筆者は、現在71歳です。ほとんどの人が信じないでしょうが、私は、過去40年以上、体の不調などでただの一日も仕事を休んだことがありません。健康診断、人間ドックどころか、血液検査も一度もしたことがないのです。

西宮で内科を開業している友人は、「そりゃ、医者の不養生だ」と言いますが、彼は、今までに重症の肝炎を始め、3つもの大病を患ったそうです。

私は、過去40年間、病院に行ったのは、耳の孔に垢が詰まった（耳垢《じこう》閉塞）のと、咳が止まらず（咳喘息）、薬を処方してもらったときの2回だけです。どちらが不養生でしょうか。

皆さんは、一度くらい、腰、肩、膝などが痛いことを経験しているでしょう。私は、過去、数十年間、体のどこかが痛くなったことさえ、まったくといっていいほどありません。唯一の持病といえば、重症のスギ花粉症でしたが、後述する、ある医学的でない方法により、現在はほぼ完治しています。

実は、69歳になった一昨年の夏、一度だけ会ったことがある女性から、「ぜひ、おつき合いしたい」という内容の手紙をもらいました。彼女は44歳で、結婚の経験はありません。

私は、3年前に40年連れ添った妻と離婚していました。過去15年ほどは、家庭内別居状態でした。東京23区内で開業していた外科クリニックを閉院し、地方に移り住むのを機に、離婚届にサインをしたものです。私は、飛ぶ鳥が去るがごとく、一人で東京をあとにし、知人すらいない、一地方都市に引っ越しました。

最初に会ってお話をしたときに、彼女は、私の類まれなる、若さ、包容力、頭脳、行動力を知って、おつき合いをしたいと思った、ということでした。

これは、たいへん男冥利につきることです。45歳を前にして、１００歳まで生きる、という目標を立てた私は、仕事、人づき合い、健康管理や食事管理、ジムでの筋肉トレーニングなど、日常生活全般において、一般の常識からかなり外れた人生哲学を厳格に守り、現在に至っています。これまで、鉄の意志を持って貫いてきた、この人生哲学が完全に正しかったと感激したものです。

つき合い始めたころです。「もしかしたら、彼女は二重人格ではないか」と、思うようになりました。ほどなく、結婚して、それが間違いであることに気づきました。彼女は、二重人格ではありませんでした。

四重人格だったのです。

44歳のおじさん。28歳の淑女。18歳のギャル。10歳の女の子。

この4つの人格が一体となり、何の前触れもなく変身するのです。あたかも、ヒンドゥー教のビシュヌ神が、ラーマ、マツヤ、ナラシンハ、ヴァーマナにアバターラ

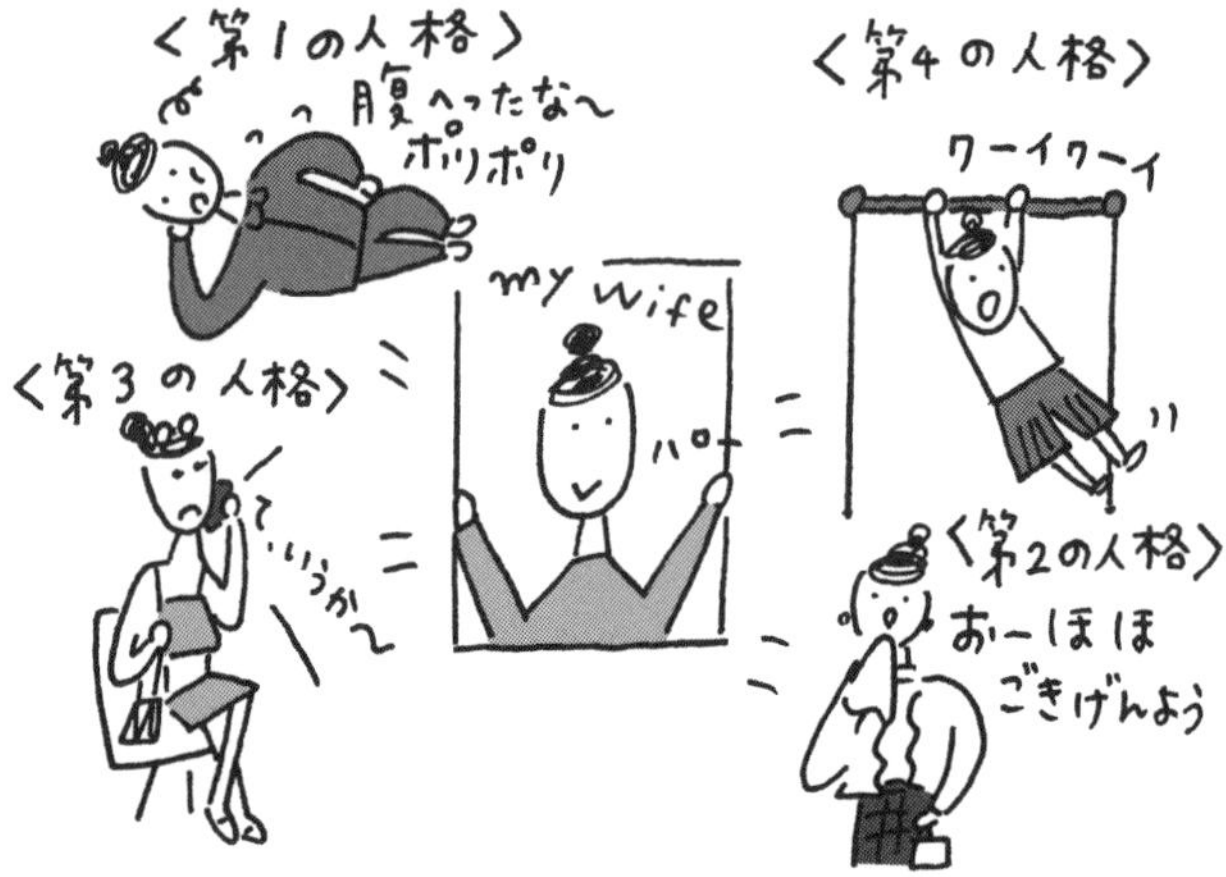

（変身）するように。なるほど、同世代の男性に、この四重人格が扱えるわけもなく、それで彼女は独身を通したのでした。

私は、日本で一番、幸せな老人かもしれません。長年、一人ぼっちの4人家族でしたが、独居老人となり、そして夫婦だけの5人家族になるという、人類史上、初めての男になったのですから。一度に、妻と、息子と、娘と、孫ができ、しかも、コストパフォーマンスに優れる、タイムシェアリング家族です。なんという幸運でしょうか。

彼女との最大の問題は、25歳という年齢差です。ともに、平均寿命まで生きるとして、彼女は、私が死んだあと、30年も一人で過ごさなければなりません。これはあまりにも悲しすぎる。

そうならない方法は、一つしかありません。彼女が、女性の平均寿命87歳まで生きたとして、私が男性の最高齢112歳まで生きれば、彼女を一人にしなくてすみます。

すでに100歳まで生きると公言し、実践してきた私にとっては、もう12年増えるだけのことです。できないことはありません。

この本を読んではいけない人

ここに、私の人生の最終目標が確定しました。

目指すは、元気で、日本の最高齢者（2018年。男性112歳。女性116歳）。

これは、極めて困難な目標です。よほどの幸運に恵まれなければ、到達することは難しいでしょう。いや、目指す目標は、高ければ高いほどいいのです。

たとえ、最高齢者がだめでも、元気で100歳を超えて生きられるのであれば、人生の圧倒的な勝ち組ではないでしょうか。

私の人生哲学を根底から覆した謎々があります。

「幅1メートルの通路に、人を見たらすぐに咬みつく犬が、1メートルの鎖につながれています。どうやって通り抜けますか?」

難問のようですが、答えは単純明快、しかも衝撃的な「咬まれながら通る」です。

これを思考の原点にして、すべての困難を乗り越え、あなたも一緒に目指しましょう。容赦なく、最高齢者!


当然ですが、最高齢者になるためには、平均寿命あたりで死んではいけません。

2017年日本の死亡原因のベストテンは、以下のとおりです。

【男性】①悪性新生物(がん)、②心疾患、③肺炎、④脳血管疾患、⑤不慮の事故、⑥老衰、⑦自殺、⑧慢性閉塞性肺疾患(COPD)、⑨腎不全、⑩肝疾患。
【女性】①悪性新生物(がん)、②心疾患、③老衰、④脳血管障害、⑤肺炎、⑥不慮の事故、⑦腎不全、⑧大動脈瘤、大動脈解離、⑨血管性の認知症、⑩アルツハイマー病。

男性の3位の肺炎には、誤嚥《ごえん》性の肺炎が含まれます。近年、高齢者の多くが、これで亡くなっています。異物が気道に入ろうとすると、激しい反射が起きます。高齢になり、筋力が低下し、反射神経が衰えてくると、細菌だらけの異物が肺の中に入り、感染を起こすものです。唾液や、食道から逆流してきた胃液が原因のこともあり、気がつかないまま病気が進行するケースも多いのです。

男性の8位に慢性閉塞性肺疾患（COPD）が入っているのは、まず喫煙が原因です。女性に自殺がないのは、それだけ精神的に強いか、男性のほうがピンチに陥りやすいということでしょう。

本書の構成を説明しておきましょう。最高齢を目指すために越えるべき42の項目が、4つのステージに分かれています。

ステージ1の21項目は、〝なってはならないもの〟〝すべきでないもの〟〝なるべく

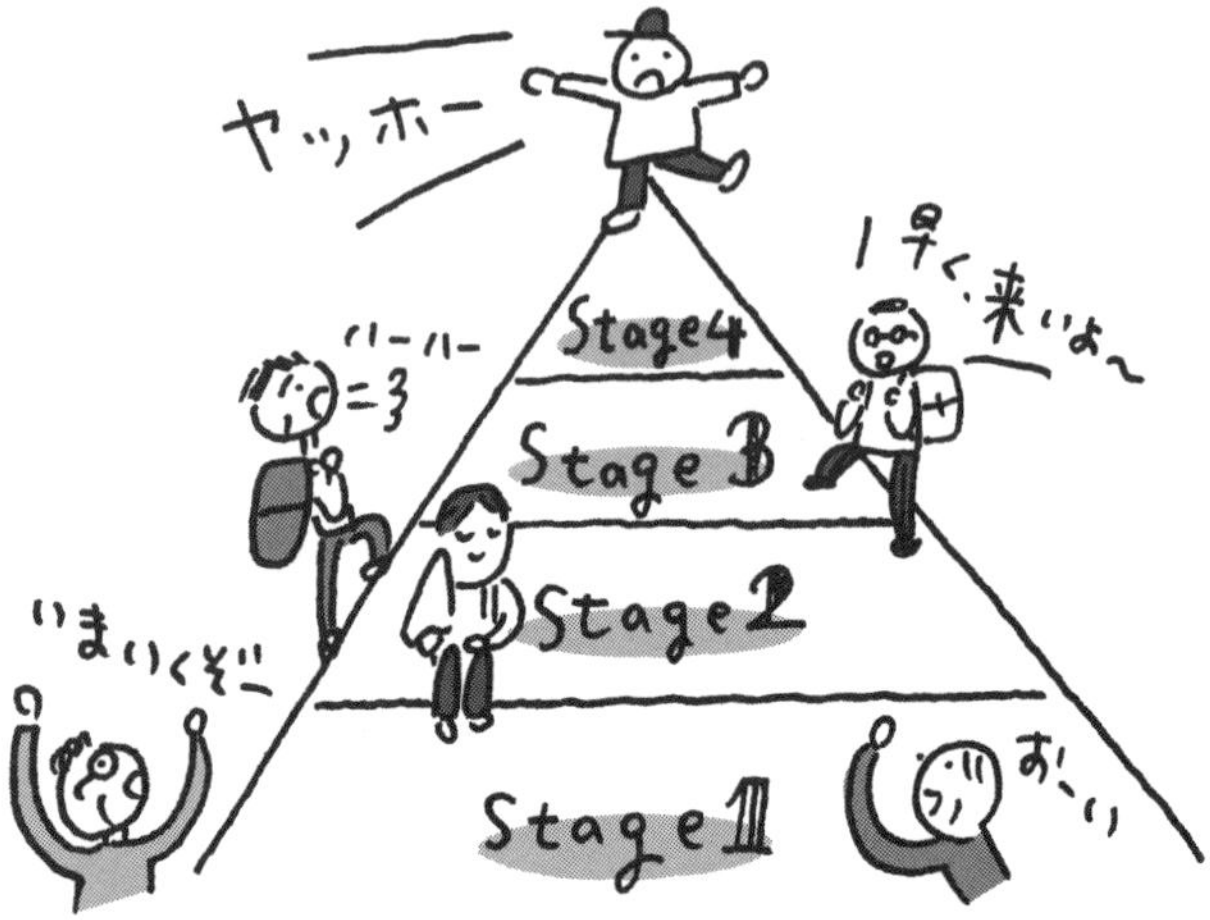

早く脱出するべき状態〟です。

　ステージ2以降は、〝なるべきもの〟〝すべきもの〟が一覧となっています。

　ステージ2は13項目。ステージ3は7項目。ステージ4は1項目。ステージが進むにつれて、ハードルが高くなっていきますが、すべて実現可能なものばかりです。

　各ステージをクリアしていけば、生活習慣病をはじめ、死因のトップ10、トップ20までを、可能な限り避けることができるはずです。

　各ステージは、項目により、比較的容易に克服できるものも、非常な困難を伴うものもあります。中には、ステージ1をクリアするには、すでに手遅れの方もいるでしょう。

たとえば、次のような方は、すでに回復不能な身体機能の障害を受けているため、残酷なようですが、どのような方法をもってしても、「元気で、最高齢者」は無理でしょう。それどころか、100歳を超えて生きるのも難しいかもしれません。

▼車いすの生活をしている。
▼糖尿病でインシュリンを使用している。
▼透析を受けている。
▼心臓にペースメーカーが入っている。
▼膝か股関節に、人工関節が入っている。
▼脳梗塞や脳出血などで、体に麻痺が残っている。
▼転移性がんで、抗がん剤治療を受けている。
▼長期（数年以上）入院して、病気療養中である。
▼長く、うつ病の治療を受けている。
▼要介護3以上である。

▼老人ホームに10年以上、入所している。
▼だれがなんと言おうと、長生きを望まない。

これに該当する方々は、これ以上、この本を読まれると、自らの不運や自責の念が強まり、かえって寿命を縮めることもあるでしょう。その覚悟で読まれるか、何もしないで天命を待ちましょう。

ステージ3以降の8項目が、本書の胆《きも》と言っていいでしょう。その中には、目を疑うような文章があります。「これが長寿となんの関係があるのか?」と、疑問を持たれる方もいるでしょう。

実は、この8項目は、いろいろな意味で寿命と密接に関係します。しかも、今までにだれも明確に述べたことがない、容赦のない生き方のヒントが書かれています。覚悟を決めて、すべてをクリアし、真に自由で、ゆるぎない自分の人生を貫いてください。

本書を手に取られたときから、最高齢を目指すための第一歩が始まっています。

さあ、楽しみながら、続くステージ1からスタートしてみましょう。

ステージ1

今すぐ脱出すべき21項

以下に述べるステージ1は、〝なってはいけない〟〝してはいけない〟項目です。成年以上を対象とし、年齢・性別を考慮していません。

ステージ1に、10項目以上、当てはまる人は、なにもしなければ、１００歳どころか、女性で87・14歳、男性で80・98歳の平均寿命（２０１７年。正確には平均寿命でなく、平均余命から計算すべきですが、その差は数年程度ですので便宜上、平均寿命とします）まで生きることも難しいでしょう。

身を引き締めて、トライしてください。

1 毎年しっかり健康診断を受けている

「ステージ1は、やってはいけないもの、避けるべきものの項目なのに、健康診断が入っているのは間違いではないか？」と思っているあなた。間違いではありません。健康診断を受ければ受けるほど、寿命が短くなることは証明されているのです。

２０１５年３月のある新聞に、「健康診断は効果がある？」という記事がありました。要約は次のとおりです。

「２００８年から、40～74歳の公的保険加入者を対象に、メタボ健診が始まりました」

「効果がありましたか？」

「メタボだと思われる人を対象に健康指導した結果、１年間で、男性で、腹囲２センチ少し、体重が２キロ減少しました」

「病気も減りましたか？」

「糖尿病、心臓病や、脳卒中などが減ると期待されましたが、確認できませんでした」

「減らなかったわけですね？」

「はい。また、欧米では、14の臨床試験の、約20万件のデータが調べられましたが、健診を受けた人と、受けなかった人では、心臓病、脳卒中、がんによる死亡率に違いがみられませんでした」

「なぜ、健診の効果が出ないのですか？」

「確かに、すごく不思議です」

対談の医師は、首をかしげ、

「健康診断の結果、行なわれた治療が、逆に健康を害したのかな」

と、つい本当のことを言ってしまいました。

健康診断をすれば、死亡率が変わらないどころか、かえって寿命が短くなるというデータは数多く存在します。

これは当然といえば当然で、たとえば健診の結果、「あなたはがんでした」と言われたら、私なら10年は寿命が縮むでしょう。だれもが、がんだと知って激しく落ち込みます。手術や治療のことを思い悩み、夜も眠れません。不安にさいなまれ、中には、自殺する人もいるでしょう。その後も、検査の副作用、薬の副作用、誤診、下手な手術……などの医原病で、寿命が縮まる要素はいくらでもあります。

では、なぜ、たいした効果のない健康診断を、職場をあげ、地域をあげ、国をあげて行なうのでしょうか。

その答えの一つに、「つぶクリ」があります。

「つぶクリ」なんて、聞いたことがありませんね。

先祖代々、医師の家系で、あとを継いだという人には無縁ですが、自らの力で新規に開業した、あるいは開業した後、なんとかやってきた先生にとっては非常に重い言葉なのです。

「つぶクリ」とは、「つぶれる寸前のクリニック」のことです。さまざまな理由により、クリニックの存続が、風前の灯火になっている状態を指します。自身の高齢、患者の減少、過剰な設備投資、保険点数の締めつけ、雇用の問題、経済的理由、なかなかは、医療事故の裁判で負けた、というのもあるでしょう。

大小のつぶクリは、日本全国にたくさんあります。その先にあるのは、倒産、閉院、破産、一家離散などの過酷な運命です。個人経営だけでなく、昨今は、どこの医療機関も、経営が苦しくなっています。診断機器の高額化、人件費の高騰、薬価の引き下げなど、医療を取り巻く環境は厳しさを増しているのです。

これで、はっきりしました。日本の中小の医療機関は、健康診断で健康な人に病気を見つけて治療しなければ、やっていけないのが本当のところなのです。他にも、〝健診業界〟に従事する、１００万人以上の方の生活もかかっています。

「受けたくはないが、職場で強制的にやらされている」

「やる意味がないように思う」

「検査の副作用で困っている」

どんなにネガティブな声が上がろうが、簡単にやめられるわけがないのです。

国、地方、会社の担当者に「なぜ、効果のない健康診断をするのですか」と聞いてみてください。返ってくる返事は、「私は仕事をしているだけです」に決まっています。

長生きしたければ、健康診断、がん検診、人間ドックなどは、受けないほうがよいのです。

ただし、なんらかの症状が出たときは、経過を注意深く見守り、症状が長引いたり、強くなったりした場合は、早めに病院を受診するべきです。自覚症状が乏しく、放置すれば悪くなる、という疾患もありますが（たとえば、高血圧、糖尿病、高脂血症など）、この本を読んで実践される方はそういった病気にかかることは少ないと思われます。

非常識なコラム①——がんで死なない方法

がんで死なない方法は、いくらでもあります。

「えっ？」と思うかもしれませんが、少し考えると容易にわかるはずです。

たとえば、自殺する。警察署か暴力団事務所に殴り込み、殺してもらう。バイクで峠を攻める。危険なスポーツを積極的にする。中毒死するまでアルコールを飲む、などです。ただし、どれもたいへんな勇気が要りますし、確実ではありません。だれでも簡単にできて、がんで死なない方法が一つだけあります。

それは、死ぬまでがん検診を受けたり、病院に行ったりしないことです。

「そんなばかな」といわれるかもしれませんが、そもそもがん検診や病院に行くから、「あなたは、がんです」と診断されるのであり、死んだあと、特別に病理解剖を頼まなければ、死因は不明なままです。少なくとも、「がんで死んだ」ということにはなりません。がんにならない方法も同じで、死ぬまで病院に行かなければ、「がんであった」と証明できませんね。

「証明はできなくとも、がんであったかもしれないではないか」というのは屁理屈です。証明ができないものは、存在しないと考えるのが、科学の常識です。宇宙人も、幽霊も、存在を証明して初めて、「……である」といえるのです。

症状がなければ、死ぬまで、がん検診や病院に行かないことの最大の問題は、がんでない他の病気を放置して悪化させ、手遅れになることです。今ある症状が、がんの一症状か、それともまったく関係ないかは、素人では見極めることが難しいので、自信のない人は、なんらかの症状が出た時点で早目に病院に行くことをお勧めします。

2 悲観主義、マイナス思考

100歳を超えて、なお元気で生きるつもりならば、悲観主義を楽観主義に、マイナス思考をプラス思考にしなければなりません。物事を悲観的に考える人、まじめな人、神経質な人、いつもくよくよしている人は長生きできない、と昔から相場は決まっています。楽天的な人、チャランポランな人、おおざっぱな人、嫌なことはすぐ忘れる人、ストレスフリーな人がより長生きできるのです。健康診断やがん検診、人間ドックを頻回に受ける人は、それだけ神経質で、その点からも健診を受けないグループと比較して、長生きできないという要素が加味されるのです。

最近、ある雑誌に小学生の作文が掲載されていました。

「おとうさんの頭は、ハゲていてかっこいい。ぼくも、大人になって、あんなふうにハゲればいいなあ」

作文を書いたのは、小学校低学年の生徒で、このお父さんは、まだ30代か40代なのでしょう。人生で一番、格好良く、もてる時期に、頭がはげていく恐怖は、男性ならだれでもわかります。

鏡を見るたびに落ち込み、寝具についた髪の毛を見るごとに絶望に襲われ、頭をかきむしるほどですが、抜け毛がひどくなるのでそれはしない。それで冒頭の作文です。これは、すべての苦悩を乗り越えた父親が、息子に、

「ハゲが、どんなに素晴らしいか」「夏は涼しく、冬は日の光を反射して暖かい」(理論に矛盾はありますが、相手は小学生なので)「お前も頑張れば、将来お父さんのように、はげて格好良くなれるぞ」

と、こんこんと言い聞かせた結果に他なりません。

この子が長ずるに従って、自分もはげていき、父親に騙されたと思うかどうかは、問題の本質ではないのです。このお父さんは、苦悩の末に自らの考えをプラス思考、しかも超がつくほどのプラス思考に変革したのです。ベートーベンの「歓喜」のように。

人生において、だれも、傷心、劣等感、引け目、負い目、気後れ、敗北感、自信喪

失、意気阻喪《いきそそう》、うしろめたさ、引っ込み思案、落ちこぼれ感、肩身の狭い感じ、などを思う必要はまったくありません。

「必要はないといっても、思ってしまうので仕方ない」というあなた。いえ、仕方はあります。思うかどうかは、あなた自身が決めているのであって、簡単にやめることができるはずです。

たとえ、どのような厳しい状況になろうとも、抜き差しならない窮地に陥ろうとも、絶望の淵に沈んでいても、あなたが、抑鬱《よくうつ》、悲哀、蹉跌《さてつ》、頓挫、落胆、絶望、不運、零落《れいらく》、逆境、どん底、挫折感、憂き目、行き詰まり、打ちひしがれ感、自分をつまらない人間と思うこと……なんて、感じなければいいだけなのです。

感じないようにするのは、難しいですか。

できるはずです。

どうやって？

簡単です。Just do it. です。

無理ですか？　では、こうしましょう。

「あなた」が、今、ここにいること。生きている実感があること。自我を意識していること。存在を感じていること……が、どれほど素晴らしく、どれほど奇跡的で、どれほど深い意味があるかを証明します。

はい、深呼吸。

では、40億年前の、生命の誕生にさかのぼってみましょう。

地球が誕生して6億年。海の中には、隕石や岩石から溶け出したさまざまな物質とともに、有機物の濃厚なスープがあります。雷や火山の噴火による電気刺激、隕石の衝突による熱作用、岩石同士が衝突する圧電（ピエゾ）効果、無限に繰り返される、あらゆる種類の、生物、物理、化学反応により、この有機物から生命が誕生した、とされています。

生命の誕生に、パンスペルミア理論というものがあります。他の天体で発生した微生物の種が漂っていて、隕石などに運ばれて地球に来た、という考え方です。この考えを支持する人は多いのですが、根拠があるわけではありません。星と星との間隔を考えると、その可能性は極めて低いように思えます。

銀河は、写真では光の渦のように見えますが、これは映像のトリックです。恒星の光がハレーションを起こし、そのように見えるだけです。実際の星と星との間隔は、太陽が1センチのビー玉だとすると、（地球は1・5メートル先にある、0・1ミリのゴミ）、一番近い、ケンタウルス座のプロキシマ星は、1光年が100キロですから、4・2光年＝420キロ彼方になります。銀河系の星の分布は、日本列島に、立体的にビー玉を数十個ばらまいた程の超スカスカ状態です。

たとえば、銀河の半分、5万光年＝5000万キロかなたの星で生命が誕生したとして、それが何十億年も宇宙空間を漂い、0・1ミリのほこりのような地球に到達する可能性はどれほどのものでしょうか。150万光年以上離れている他の銀河の……なんて考えは、SFそのものです。

もし、地球で生命が誕生したのなら、次のような過程を経たと考えられます。

40億年前の、原始の海。

原子が集まり、さまざまな分子が作られる。どういう奇跡の賜物か、なんとなく集まった分子が、炭素を中心とする有機化合物を構成しました。

この有機物が適当に集まって、偶然にアミノ酸が作られた。しかも、一つでなく、500種類も。ごく一部は、隕石に含まれていたといわれています。

そうやってできた多くのアミノ酸のうち数十種類が、極めて稀な確率で、意味のあるタンパク質を作りました。最後の難関は、こうやってできた無数のタンパク質が集まり、無限の順列組み合わせの中から、最初の生命体が作られたことです。

タンパク質の塊から生命の間には、途方もなく広く、深い谷が横たわっています。10の次にゼロが何十も並ぶほど、想像を絶するほどの極小の確率で切り込まれた、垂直の峡谷です。眼がくらむほど幅広く、深い淵《ふち》……地球ができて、たった6億年程度の短い間で、偶然がこの無限に深い谷を埋めてしまった。

生命の誕生です。

テクノロジーの進化した現代では、生命を構成するすべてのタンパク質はそろっています。その組み合わせもわかっています。それらを合成するさまざまなハイテクの機器もあります。

しかし、生命の合成には、その手掛かりさえありません。小さな虫どころか、単細胞の細菌の合成さえ、手の届かないはるか彼方です。数年前、酵母菌に新たに作ったDNAを組み入れて、新しい酵母菌を作ったという報告がありましたが、生命の合成とは別の物です。自然界で、新たに生命が作られた証拠もありません。

40億年前、地球上に生まれた、たった一つの生命。これが、すべての起源なのです。今、地球にある、すべての生き物は、この最初の生命体から、分化、進化したものであり、何度もあった絶滅の危機を乗り越え、一度も途絶えることなく、40億年という悠久の時を、連綿と生きのびてきました。

その気が遠くなるような時間の流れの、究極の到達点が「あなた」という存在として、今この瞬間に完結しているのです。

「あなた」の年齢は現在、40億歳。

これはもう、矜持《きょうじ》、優越感、自負心、自尊心、高揚感、多幸感、プライド、自画自賛、自己特別感の塊みたいなものではありませんか。自分以外の者は、愛する人を除いて、取るに足らない虫のようなものです。あなたが、すべてのナンバーワンなのですから、何をくよくよと思い悩むことがあるでしょうか。

全宇宙で、生命体が存在するのは地球だけなのです。

「いや、それは違う。銀河系には1000億の星がある。宇宙には、1兆もの銀河がある。知的生命体は、いくらでも存在するはずだ」

まあ、想像するのは自由です。そのほうがロマンはあります。ただ、決して証明はされないでしょう。今、存在する唯一の証拠は、あなたであり、私である以外、何ものでもありません。

全宇宙で、唯一無二の存在なら、ついでに自己陶酔、超セレブ感、自己顕示欲、自意識過剰、過大な自己肯定、そして天上天下唯我独尊《ゆいがどくそん》……。

この際です、ここまでいってしまいましょう。

人生は、考え方一つで大きく変えることができます。すべてを、自分にプラスになるように思えばいいだけのことです。

「失恋したけど、ラッキーかもしれない。もっといい人を探そう」

「こんな借金、1円だって払わないぞ。名義の物は処分し、全部踏み倒してやろう」

「今は、いじめられているが、そのうち方法を研究して、いじめ返してやる」

「本当に嫌な奴だが、人間的には、私がずっと上だ。知らん顔しておこう」

「今が不幸のどん底だ。ということは、今後はいいことばかり起きるはずだ」

「最愛の人を亡くしてしまった。でも、その人の分まで長生きすれば、いいよね」

「こんなに不運続きなのはなぜだ。よし、ホクロを取って、運勢を変えよう！」

もう、あなたにもできますよね。

3 下流老人

下流老人とは、ＮＰＯ法人ほっとプラスの代表を務める藤田孝典氏が作った言葉です。

「生活保護基準相当で暮らす高齢者及び、その恐れがある高齢者」がその定義です。生活保護費は、東京都で住宅の手当てを含め一カ月14万円前後。年収で１７０万円ほどです。下流の定義としては、年収にして、一人暮らしで１５０万円程度、夫婦で２００万円程度が該当するでしょう。月の生活費がいくらあればいいかは、持ち家かどうか、どのような生活習慣か、どこに住んでいるか、などで大幅に異なりますが。

下流老人とは、高齢者で、「収入が少ない、貯蓄がない、頼る人がない」の三つの「ない」が特徴で、２０１７年現在、65歳以上の27％が、単身所帯だと男性36％、女性57％が該当するといわれています。

これは驚くべき数字ですが、藤田氏によると、今後、加速度的に増えていき、団塊世代が後期高齢者になる2025年ごろから、一億総下流に突入するとされています。

下流老人とみなされる方は、異口同音に

「まさか自分がこのような境遇になるとは、想像もできなかった」

「老後の貧困は想定外だった」

「まじめに働き、普通の生活をしてきたのに、こんなに年金が少ないとは」

そして、「こんな苦しい思いをするのなら、死んでしまいたい」とうつむいて話す人が多い、とあります。

いったん下流老人に陥ると、それから抜け出すのは至難の業でしょう。

まず、仕事に就くのが困難です。特殊な能力や資格を持たない高齢者を、正社員で雇ってくれるところはほとんどありません。清掃、運搬、交通整理員など、パートタイマーで働くのも容易ではないのです。生活に困窮していても、生活保護を受けている人は、むしろ少数派です。少ない年金をやりくりして、食費を削り、衣料費、交際費、通信費、光熱費、はては医療費までも最小限に抑え、文字どおり爪に火をともして暮らしているのが現実です。下流老人が、100歳を超えて生きることが難しいのは、容易に想像できます。

何よりも「早く死んでしまいたい」という生への執着心が失われていることが問題です。

また、低所得者ほど、病気になる確率は上昇し、死亡率も高くなるとの統計があります。65歳以上の、要介護者でない人の追跡調査では、年収が300万円の人と150万円の人では、後者の死亡率が3倍であったとの統計もあります。

これでは、どのような基準をもってしても、長生きできる要素がありません。

下流老人にならないようにするには、どうしたらいいでしょう。

実は、ごく一部の人を除き、だれにでも、高齢になって下流に落ちる可能性はあるのです。年収が1000万円あっても安心とはいえません。貯金と退職金で3000万円ですか?

それ以上の金があっても、多くの人が下流に落ちています。リストラによる失職、不慮の事故、予想外の大病、詐欺、子どもの引きこもり、孫を連れて出戻りした娘、住宅ローンの破たん、趣味や旅行などの散財、投資の失敗……など、突然の悲劇に襲われる出来事は、だれにでも起こります。

基本的には、

・なるべく早い時期に、もらえる年金を計算し、
・最低でも90歳くらいまでかかる費用をもとに、貯金の額を決め、
・退職後も、できるだけ働き、
・夫婦の仲を良好に保ち、
・「自分にご褒美」という名の散財をやめ、
・つらくても子どもの出戻り、引きこもりを許さず、
・投資会社、銀行のもうけ話に乗らず、
・自動車には、任意保険をかけ、禁煙し、飲みすぎ食べすぎに注意し、ギャンブルをやめ、図書館で本を読み、できるだけ運動し、規則正しい生活をすることに努めましょう。

人二倍、人三倍努力し、将来のさまざまな状況に対応できるよう想定し、日常の生活で自己を厳しく律し、さまざまな本を読み、生きていく上での大切な知識を得るよう努力しましょう。これは、究極の自己管理、自己責任に他なりません。

4 ギャンブル依存症である

２０１３年の統計では、日本でギャンブル依存症が、５３６万人いるといわれています（ほかにもアルコール依存症１０９万人、ネット依存症４２１万人とされる）。

ギャンブル依存症の90％が、パチンコおよびスロットです。パチンコ店も多く、毎日できるので、競馬や競輪、ボートレースなどに比べて、それだけ依存症になりやすいのでしょう。

最近のパチンコ台は、電子機器の塊で一台が50万円もするものもあり、それを何百台も置いているので、それだけで数億円はかかります。電気代、人件費、広告費、設備投資費も膨大です。それで、店側が大きな利益を上げているわけですから、だれが損をしているか一目瞭然ですね。金銭的に負けるだけでなく、騒音もひどく、空気も劣悪で、長く座ったままでいることが、何よりも体に悪いのです。

日本における公営ギャンブルは、システム自体が客が勝てないようになっています。長くやればやるほど、多重債務者にまっしぐらです。なによりも、負けたときの精神的なダメージは強く、ギャンブル依存症の方は、経済的にも、身体的にも、とても最高齢者にはなれません。

今すぐ、心を入れ替えて、すべてのギャンブルから足を洗いましょう。中年以降にギャンブルを続ければ、多重債務、離婚、一家離散、自己破産が待ち構えています。もし運よく乗り越えたとしても、その先は下流老人です。前項をもう一度お読みください。

日本の公営ギャンブルの控除率は、約25％です。1000円を使うと、自動的に、250円が引かれます。丁半ばくちの寺銭と同じですが、控除率ははるかに高いのです。

人間の記憶は、嫌なものを忘れ、快感が得られたときをよく覚えていますので、勝ったときの感激と、一攫千金の予感の中で、薄くなっていく財布の厚みが気づかないほど緩やかなことから、ほとんどの人はギャンブルをやめることができないのです。

重症のギャンブル依存症は、うつ病などと同じ、精神疾患の一つであることを認識してください。病気ですので、みずからの意思の力では治すことが難しいのです。なるべく早く、依存症を治療する専門の医療機関を受診する必要があります。

長く続く依存症は、心の病気だけでなく、脳の器質的変化があるかもしれません。この場合は、ＭＲＩ検査の必要があるでしょう。依存度および離脱症状の強さ、不安神経症や強迫神経症の有無などを明らかにして、集団精神療法、薬物治療などを受けなければなりません。

ギャンブル依存症は、あなた自身が長生きできないだけでなく、あなたの配偶者、家族を巻き込んで地獄への道をつき進むだけです。

あなたが賭けるべきものは、パチンコ玉でも、馬でも、ボートでも、自転車でも、カジノのチップでもありません。賭けるべきものは、あなたが元気で、いかに長生きできるかどうか、あなたの人生そのものです。

5 特養、老人ホームに入っている

残念ですが、いろいろな事情で、すでに特別養護老人ホームや老人ホームに入っている方は、「元気で、最高齢者」になることはあきらめてください。今のところ、自分の足で歩け、だれの助けもいらない、という方も含めてです。

人間は、いつも行なっている、ある一連の動作をしなくなれば、速やかにその能力を失います。たとえば料理です。

料理を作るということは、さまざまな思考と、複雑な行動を必要とします。レシピを考え、買い物し、下ごしらえをし、各種調理器具を駆使して、食事の準備をする……。脳も、手足も、フル回転です。この一つをとっても、主婦業がいかにたいへんか、ということを多くの男性は気づいていないようです。

もう料理を作らず、後片付けもしなくなったら、それだけでも、脳も身体能力も、一連の動作に必要とされていた機能を失い、次第に弱っていきます。買い物、掃除、洗濯、裁縫、整理整頓なども同じです。

老人ホームとは、何もしなくてよい、究極の場所です。おもてなしの気持ちが多ければ多いほど、設備が整えば整うほど、車いすで移動すればするほど、入居者の脳はその活力を失います。

全身の筋肉は、廃用性の委縮によりやせ細り、やがて、知能も、感情の抑揚も、気力も平坦となり、ただ生きているだけの状態となります。次第に歩けなくなり、寝たきりになり、無感情になり、灯火が消えるように死んでいきます。

「それこそ、幸せな死に方じゃないか」と言われる方もおられるでしょう。考え方によれば、それは理想的な死かもしれません。

ただし、このように生きている証がなくなれば、何歳のときに老人ホームに入るかにもよりますが、元気で最高齢者はとても無理でしょう。

6 毎日、牛乳を飲んでいる

インターネットで調べると、牛乳が体に悪いという人と、体に良いという人が、半分ずついるようです。

ところが、牛乳が体に良いという明確な証拠がどこにもないのです。カルシウムが豊富、栄養バランスに優れている、ミネラル類が多い、ビタミンも多く含まれている……といわれていますが、こういった食品は、牛乳でなくともたくさんあります。牛乳だけが持つ何らかのメリット、というものがないのです。その反対に、牛乳が体に悪いという理由はいろいろあります。

①乳糖（ラクトース）

ラクトースを分解する酵素ラクターゼを持っていない人が、日本人をはじめとするアジア人に多く、その割合は80％以上といわれています。乳糖が分解できないので、牛乳を飲むとお腹がゴロゴロしたり、下痢をしたりするのです。

②骨を弱くする

骨を強くする、の間違いのように思えますが、いろいろなエビデンスにより、牛乳は骨をもろくする可能性があるのです。まず、牛乳にはカルシウムが豊富で骨に良いという意見は、次のように反論されています。

・牛乳は骨に含まれるリンを取り除くため、骨がもろくなる。
・牛乳は、ビタミンCを弱め、結果として、骨をもろくする。
・牛乳を飲むと、体のカルシウムとマグネシウムが不足する。

これらは、カルシウムパラドックスといわれるものです。

２００３年、ＷＨＯ（世界保健機関）は、アメリカやヨーロッパ諸国のように大量に牛乳からカルシウムを摂ることを勧めている国のほうが、牛乳をあまり飲まない国より、骨粗しょう症と骨折の発症率が高いと勧告しています。

日本人の70％以上が牛乳が好き、という統計があります。半数が毎日飲み、ほとんど飲まないのは10％程度です。牛乳を飲むと骨が強くなるはずなら、日本人の50歳以上の女性の3人に1人が骨粗しょう症にかかっているなんて、おかしな話です。

東南アジア、中国など、牛乳を飲む習慣のない国、あるいは高価な牛乳を買えない人たちは、同年齢で比較して、日本よりはるかに骨粗しょう症が少ないといわれています。この事実一つをもってしても、カルシウムパラドックスが正しいという予感がします。

③牛乳の脂肪は、心筋梗塞、脳卒中のリスクを高める

動物性脂肪は、取りすぎても、取り足りなくても、心筋梗塞、脳卒中のリスクを高めるといわれています。目に見える形での動物性の油は敬遠しますが、牛乳に対してはその意識が少ないのでしょう。牛乳のガブ飲みは、それだけ多量の脂肪を取ることになります。チーズ、アイスクリームの食べすぎも同様です。

④アレルギーを引き起こす

日本のアレルギーの原因の半数近くが、牛乳によるものといわれています。

牛乳に含まれるカゼイン、50種類以上のホルモンは、自閉症や発達障害を引き起こすという報告もあります。小学校の給食で牛乳を出す意味がよくわかりません。国は、子どもの病気より、酪農家のことを考えているのでしょうか。タバコがあれほど体に悪いと証明されているのに、販売を許可しているのと同じ構図のように思えます。

⑤乳がんの原因となる

日本乳がん学会は、脂肪を多く含む乳製品の摂取で、乳がんの発症リスクが高くなるとの報告がある、としています。

ここに注目すべき本があります。『チャイナ・スタディー』（コリン・キャンベル著、松田麻美子訳、グスコー出版）には、各国の年間の動物性脂肪摂取量と乳がんの関係を表した報告が掲載されています。毎日、牛乳を大量に飲む国では、動物性脂肪をそれだけ多く摂取することになります。酪農がさかんな国ほど乳がんの発生率が高いこと

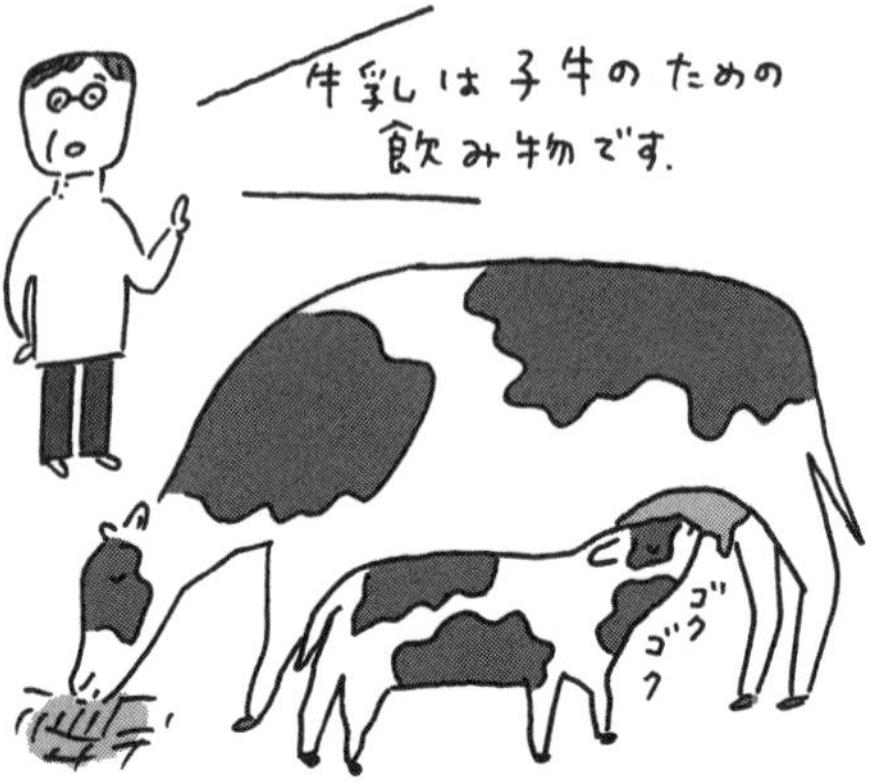

を示しています。

国によっては食習慣も生活習慣も違い、民族的な身体の差もあるため、断定はできませんが、牛乳の摂取と乳がんにはなんらかの関係が疑われるのです。

「人間が、牛の乳を飲むのは、自然の摂理に反する」とはよく言われることです。

重大な病気になる可能性が少しでも疑われるのなら、なるべく飲むのをやめたほうがよいでしょう。

7 パン、麺類、粉ものなど、炭水化物大好き！

炭水化物の取りすぎが、生活習慣病を含め、糖尿病、がん、脳梗塞、心臓血管障害、認知症などの重大な病気に、直接あるいは間接的に関係があるというのは証明されています。

炭水化物は、血糖値を上昇させるからです。以前は、タンパク質や脂肪も、わずかながら血糖値を上昇させる、といわれていましたが、今では否定されています。

炭水化物の二重奏、たとえば、ラーメンライス、餃子とチャーハン、コロッケカレー、パスタとごはん、お好み焼きとうどん、ポテトサンドイッチ、ヤキソバパンなどを食べつづけるのは、あなたの健康に対して、一種の犯罪行為だと思ってください。

「好きなものを食べるのが、なんで犯罪になるんだ」というのは物事の表層しか見られない人です。

たとえば、炭水化物の食べすぎから、糖尿病予備軍→糖尿病になり、腎不全から人工透析を受け、糖尿病性網膜症から失明し、下肢の壊死から切断し、糖尿病性神経症から寝たきりになる。その医療費と、長期にわたるアフターケアのほとんどは税金です。糖尿病だけでも、国家的損失になるでしょう。

現在日本では、糖尿病の人は316万人（2014年）ですが、年々増加しています。糖尿病の疑いのある人は約1000万人、糖尿病予備軍といわれる人は1100万人を超えるといわれています。

糖尿病というのは、名前は甘くても、全身の血管や神経を傷つける、たいへん深刻な病気なのです。ただし、脂肪やタンパク質をいくら食べても、糖尿病にはなりません。唯一の原因は、血糖値を上げる炭水化物です。もちろん、やみくもに、高タンパクの食事や、脂肪、肉ばかりを食べますと、腎臓に負担がかかり、腸内の細菌叢が劣化し、血中の中性脂肪濃度が高くなりますので、野菜なども含めて、バランスのよい食事をこころがけましょう。

「好きなものを食べて、死んだほうがましだ」「食べられないのなら、長生きしなくてよい」という方は、どうぞ腹いっぱい食べてください。

あなたの命であり、あなたの人生ですから、だれも止めません。ただ、あなたが思うほど都合よく、苦しまずに死ねないかもしれません。

脳梗塞で半身麻痺に、脳出血で下半身麻痺で寝たきりに、糖尿病で失明、人工透析、下肢の切断の苦しみを味わい、狭心症、心筋梗塞で死の淵をさまよい、認知症で家の周囲をさまよい、がんの手術や抗がん剤の苦痛に打ちのめされ、体を動かすこともできず、苦しみの果てに、「殺してくれ」と懇願する……そういう過酷な運命でいいのなら、ご自由に。

8 カップ麺などのインスタント食品をよく食べる

２０１７年度の、都道府県別の寿命調査では、青森県が９年連続最下位だそうです。塩分の多い食事をする、豪雪で運動不足になるなど、さまざまな原因があるようですが、なかにカップラーメンなどのインスタント麺の消費が日本一、というのがありました。

雪国であり、簡単、便利で、食べたいときに食べられて、安価でうまい、ということでつい食べてしまうようです。

どのカップ麺にも、10種類以上の添加物が入っています。Ｌ-グルタミン酸Ｎａ、植物油脂、食塩、たん白加水分解物、味付豚肉、加工でんぷん、調味料（アミノ酸など）、炭酸Ｃａ、かんすい、カラメル色素、増粘多糖類、乳化剤、酸化防止剤（ビタミンＥ）、カロチノイド色素、香辛料抽出物、香料などです。

加工でんぷんにも10種類以上の添加物が入っています。この添加物と過酸化脂質が一度に体内に入ると、胃の不快感や下腹の鈍痛、下痢などを起こすのです。加えて、カップ麺は、油で揚げているため、有害な過酸化脂質ができます。時間の経過とともに過酸化脂質は増え、胃痛や下痢を起こす場合もあります。人によってはまったく感じない人もいますが、症状に現れないだけで、有害な成分は血液に乗って全身にまわります。

これらの添加物は、日本の厳しい食品基準法を満たしているもので、健康を害さないといわれています。それは、ただちに害を及ぼさない、という意味で、食べつづけてよいわけではありません。

カップ麺などのインスタント食品には、野菜や海藻が少ししか入っていません。ビタミン・ミネラル・食物繊維などの必要な栄養素はまったく足りず、食べつづけると、栄養失調にもなりかねません。なによりも塩分濃度が高いのが問題です。他のインスタント食品も同じようなものです。手軽だからといって、つい食べてしまいますよね。こういったインスタント食品を食べることで、本当なら、もっと体にいい食事をする機会を失う、ということが問題なのです。

私が作った公式を、参考にしてください。

あなたの寿命＝平均寿命 −《マイナス》 食べたカップ麺の総数／1000

毎日1個のカップ麺（焼きそば、うどんなどを含む）を食べつづけると、10年で、3・6年、50年なら18年、寿命が縮まります。これは、実証データがあるわけではありませんが、当たらずとも遠からずだと思います。インスタントラーメン消費が日本一である青森県の平均寿命が、9年連続で日本最下位なのは、この公式からも読み解けるのではないでしょうか。どなたか検証してみてください。

9 サプリメントを愛用している

断言します。現在売られているサプリメント、健康食品のほとんどは、飲みつづけたり、食べつづけても、健康になるとか、長生きができるなどの保証はまったくありません。

元気で最高齢者を目指すあなた。そんな怪しげな食品を買うより、そのお金で、美味しく栄養のあるものを食べるほうが、心にも体にもはるかに有益です。

「なぜ、そんなことが断言できるのか？」

簡単な話です。ある一つの食品やアミノ酸を食べつづけると、健康になったり、長生きできるという明確な医学的証拠がないからです（あるとすれば納豆くらいです）。

よく売られているサプリメントとして次のようなものがあります。

▼グルコサミン

カニやエビなどの甲殻類から抽出した食品です。「膝の痛みが取れる」「膝関節炎が良くなる」「膝軟骨に有効である」とのうたい文句で（実際は「あなたの膝を応援します」などの巧妙な宣伝で）売られていますが、その証拠はありません。

２０１２年、米国のリウマチ学会で「グルコサミンは膝の関節症を予防する効果はない」と報告されています。また２０１７年７月、ブリティッシュ・メディカルジャーナルによると、１９９４〜２０１４年にわたる、グルコサミンの効果を調べたシステマチックレビューという信頼の高い方法で選ばれた21の論文を検証したところ、すべての年齢層の関節の痛みや炎症に、まったくなんの効果もないことが証明されています。

ネットで調べますと、グルコサミンが効果があるとした学会などの報告が多く掲載されていますが、どれも信頼できるものではありません。

今まで、産業廃棄物として捨てられていた材料で、金儲けをたくらむ根性は評価してもいいですが、こんなものでリウマチや変形性膝関節症の痛みが取れたり、関節が動くようになれば、だれも苦労はしません。最近では、甲殻類アレルギーを避けるため、植物由来のものも出ているようですが、同じことです。メーカーのホームページにも、いかにも効果があるように書いてありますが、明確な医学的なエビデンスはまったくないのです。

▼プラセンタ

現在医療機関で使用されているプラセンタは、人の胎盤から抽出した成分です。皮下、あるいは筋肉に注入することにより、更年期障害が緩解するとして保険適用されています。肌や、髪の毛によく、肝機能が高まり、アレルギーなどの自己免疫疾患にも効果があるといわれています。

このプラセンタと健康食品のプラセンタとは、まったく別なものです。市販のものは、豚や馬の胎盤から抽出したもので、人間に効くというデータはどこにもありません。逆に、皮膚炎や肝機能障害を起こしたなどの報告があります。どこかの頭の良い人が、豚の内臓でひと儲けをたくらんで作りあげた商品です。

こんなものに高い金を出すより、ホルモン焼き、もつ鍋、馬刺し、焼き鳥などを食べたほうが、よほど美味しく、体にいいでしょう。

▼コラーゲン

体内でどのようにコラーゲンが生成されるかを知れば、いくらコラーゲンを飲んだり食べたりしても、何の関係もないことがわかります。ゼラチンをお腹いっぱい食べても、顔や体がプリプリになることはないのです。

コラーゲンは、タンパク質、アミノ酸を原料として、数千もの複雑な過程を経て合成されます。いわば紙から1万円札ができるようなものです。同じ紙だといって、いくら新聞紙を集めても、1万円札にはなりませんね。

食べたコラーゲンは、胃の中で分解されて、最終的には一つ一つのアミノ酸になります。食べたコラーゲンが、そのまま体の中のコラーゲンになるわけではありません。グルコサミンも、ヒアルロン酸も同じです。

医薬品でないため、「個人の感想です」「効能を示すものではありません」と広告をしている商品ばかりです。広告とは、客観的な事実だけを正確にわかりやすく伝えるべきであり、個人の感想として、都合の良い所だけをあたかも真実のように伝えるのは、詐欺まがい商法といわれても仕方ありません。

飲んできれいになる、塗ってしわが取れる、食べて幸せになる、使って若返る……なんてありえませんね。もしそうなら、日本中、きれいで、若くて、幸せな人ばかりになっているはずです。

「何歳に見えますか？　実は、私、60歳なんです」――70歳かと思った。

「すっぴんで、こんなにきれい」――どう見ても、かなり化粧しているような……。

「私がこんなに元気なのは××のおかげです」――能天気な、あなたの性格のおかげでは？

ある健康食品の広告に、次のようなものがありました。

「（アンケートで）愛用者の、５人に３人が、年齢より若く見えるとのことでした」

愛用者ではない人が、５人に４人だったら、どうするの。

「ご愛用者の、実に96％の方が、継続したいとのことでした」

継続している人だけ、アンケートを取ったのでしょう。やめた人にアンケートを取ると、ほぼゼロでは。

健康食品の広告の最後に、読めないほどの小さな字で、

「食事は、野菜、肉類、穀類を、バランスよくとりましょう」

罪の意識からか、こう書いてあります。

「バランスの良い食事をしていれば、こんな健康食品など、飲む必要はありません」

と、つい白状しているようなものです。

今あなたが持っている、すべての健康食品、サプリメントはすぐに捨てるか、食べ終わった、飲み終わった時点で、買うのをやめましょう。同じ成分のものを、食品として日常的に食べるほうが、ずっと安価で、美味しく、長続きします。長続きをするというのが、なによりも肝要なのです。

最近では、子ども向けのサプリメントも売られているようですが、こういったものを買うのはまさに愚の骨頂です。大人なら毒にも薬にもならない食品でも、子どもな

ら毒になる可能性があるからです。確かに栄養補給を必要とする子どもはいるでしょう。その場合、素人判断でサプリメントを飲ませるのでなく、専門の医療機関に相談するのが、親としての責務です。

10 毎日6種類以上の薬を飲んでいる

厚労省の2015年度の調査では、複数の持病を持つ高齢者が、一医療機関で処方される薬は、平均6種類だとのことです。複数の診療科にかかれば、薬が重複する可能性が高くなります。

薬局で買って日常的に飲んでいる、たとえば胃薬、整腸剤、ビタミンなど、毒にも薬にもならないものを除いて、毎日6種類以上の薬を飲んでいると、副作用の発生頻度が急増することがわかっています。なお日本老年医学会は、飲む薬は5種類までと設定しています。

日本人の薬好きは有名で、薬を飲めば、ほとんどの病気は治ると思っている、おめでたい民族です。副作用のことなど、ほとんど考えたこともない人ばかりです。

明治以降、150年になろうとしているのですが、他の先進国の中では近代医学の歴史が短く、日本人は、病気は医者や薬が治すものだ、と信じて疑わない人がほとんどです。西洋では「医者、包帯を巻き、神、これを治す」という言葉が象徴しているように、病院や薬に頼らず、自分の自然治癒力を信じている人が多いのです。

ある日、外来に来た中年の女性。うつ病で、長いあいだ神経内科に通っているそうです。処方された薬は14種類。更年期障害の薬、抗うつ剤、睡眠薬、女性ホルモン剤、胃薬、降圧剤……中には、作用が重複している薬もあり、「これを飲みつづけるのは体によくないので、できれば担当の先生と相談して、半分以下にしてもらってください」と強くアドバイスしました。

その女性は、それ以来、外来には来ていません。薬を減らされるのは、自分の人格を否定されるように感じたのかもしれません。

現実の問題として、薬を減らすどころか、「この医院は、薬をたくさんくれるし、いろいろな注射もしてくれる」と喜ぶ患者は多くいます。

薬を出せば出すほど、病院は儲かる。薬が売れれば、それだけ製薬会社は儲かる。そして患者は喜ぶ。困るのは国の医療財政、すなわち税金だけ。関係者のだれもが喜ぶ、この鉄の三角形を打ち崩すのは、容易ではありません。

　風邪で、効きもしない抗生物質を処方し、コレステロールを過度に下げれば、がんや認知症になりやすいとわかっていても、抗コレステロール剤を出し、高齢になり多少血圧が高くても、生理的現象なのに、強い降圧剤を飲ませ、小麦食品を始めとして、炭水化物の制限をしないで、強力な血糖降下剤を渡す。飲めば飲むほど不健康になるとわかっているのに、患者も医者も、止めようとしないのは、そのためです。

　今あなたが、なんらかの症状で通院しているとして、もらっている薬が6種類以上ならば、担当の医師と相談して、必要最小限の薬に減らしてもらうよう、お願いしてみてください。

　少し不機嫌になった担当医から、その理由を聞かれたら、堂々と「元気で、最高齢者を目指しているから」と答えましょう。

11 自分の歯が20本以下

歯の健康に無頓着な人が多すぎます。若い人を中心に、歯並びの悪い人がたくさんいます。ファッションやグルメを追求するくらいなら、そのお金で歯科に行き、歯並びの矯正や治療をしたほうが、はるかに健康的で、美しく、人生にプラスとなるでしょう。

ブリッジや部分入れ歯は周辺の歯に負担をかけ、よほど注意しないと失う歯の数が増えていきます。インプラント治療はありますが、なんといっても自分の歯にはかないません。

以前から、８０２０（はちまるにいまる）運動があります。80歳になっても、自分の歯を20本残す、という意味です。２０１１年度の達成者は、38％といわれます。

これは、いくらなんでも、目標が低すぎます。

今の80歳は、幼少期、戦争を経験した世代で、歯の健康という言葉自体がない時代を生きてきました。歯列の矯正もせず、補綴《ほてつ》の技術も未熟で、材料も悪く、若くして歯を失うことが多かったのです。

現代は、歯列の矯正、インプラント、補綴の技術、充填《じゅうてん》材料、プラークコントロールなどが格段と進歩しています。自分で、歯間ブラシ、デンタルフロス、口腔ケア薬、各種うがい薬、歯科での定期的なメンテナンスを駆使することにより、歯を失う確率はずっと低くなっています。

6年ごとの歯科疾患実態調査によると、65歳から69歳の歯の喪失本数は、

・1987年　16・8本
・1993年　15・6本
・1999年　11・6本
・2005年　10・1本
・2011年　7・2本

と、年々、低下しています。

これは喜ばしいことですが、まだ多すぎます。できれば、「８０２４」あたりを目標にしたいものです。

１００歳を超えて生きるつもりのあなた。歯は、本当に大切です。歯を失う主な原因は虫歯でなく、歯周病です。歯磨きも大切ですが、歯間をクリーニングし、歯周ポケットをチェックし、歯周病を予防しましょう。

喫煙をしている人は早めの禁煙が不可欠です。ニコチンは、歯茎の血流を阻害し、口腔内の細菌を増殖し、歯石を増やします。総入れ歯になりたくなければ、すぐに禁煙外来に行きましょう。

酸蝕《さんしょくし》歯にも注意してください。

炭酸飲料、スポーツ飲料、酢、ワインなどの酸性度が高い飲み物を、口に含んだままにしておくと、エナメル質が溶けたり軟らかくなり、歯を失う原因となります。早めに、水かお茶で口を漱《すす》いでください。

２０１１年歯科疾患実態調査によれば、総入れ歯の人の割合は

・85歳以上　52・８％

・84歳まで　42・7％
・79歳まで　28・8％
・74歳まで　24・3％
・69歳まで　8・9％

となっています。

70歳までは10人に1人ですが、75歳あたりから、4人に1人以上になります。70歳を超えるあたりから、今ある歯を失わないよう、特に留意しなければなりません。

総入れ歯になると、人生のQOL（Quality Of Life）が下がってしまいます。このQOLを保つことが、長生きをするためのモチベーションになり、人生に幸福を見いだすための指標となります。

精巧に作られたカツラがすぐにわかるように、年齢にしては異様にきれいな歯と、話すとき空気が微妙に漏れることで、総入れ歯も人にはわかってしまいます。これは、なんとしても避けなければなりません。

30代で、「虫歯未経験者」は約2％程度いるといいます。エナメル質の硬い人、唾液のよく出る人、ミュータンス菌の感染がない人、なるべく糖分を取らない食事をしている人……などが考えられますが、歯磨きとは、あまり関係ないこともわかっています。

中には、「虫歯は一本もなかったのに、今は総入れ歯です」という人もいて、不思議な気持ちになります。若い人は８０２４を目指しましょう。

必ず、数カ月に一度は歯科に通い、「趣味はなんですか？」と聞かれたら、「歯医者通いです」と言いましょう。

12 BMIが、33以上か18・5以下

BMI（Body Mass Index）とは、体重を、身長の2乗で割ったものです。WHOの基準に基づき、BMI25から30未満をやや肥満、30上を肥満、18・5以下を痩せとします。BMI指数の基準は、日本と諸外国では違っています。日本はより厳しく、肥満を避けるため、BMIが25以下になるよう奨励されています。

筆者は、40代半ばから筋トレに励み、そのときより胸囲が10センチ以上増え、腹囲が5センチ以上減少、上腕や肩、大腿と下腿の筋肉は、はっきりと盛り上がり、全身が筋肉という体になっています。体重は72キロで変わりありません。当然、BMI指数は同じです。これがBMI指数の弱点です。要するに、体型のことが無視されているのです。

同じ体重と身長の人でも、不摂生を続けている腹の出た中年男性と、筋トレに励み

腹筋が割れたアスリートが同じというのは、おかしな話です。

では、「体脂肪率」を付け加えたらどうか。これはある程度、意味があります。ただ、家庭にあるような体脂肪計は、体のインピーダンス、すなわち抵抗を測っているだけで、脂肪の量を測るものではありません。脂肪は電気をほとんど通さないのに対し、水分や筋肉などは電気を通しやすい性質があります。したがって、抵抗が低ければ脂肪が少ないという、およその概算を出しているだけで、正確にはアスリート仕様の空気置換法体脂肪計で測らなければなりません。このようにＢＭＩ指数には、欠点があるとはいえ、大まかな分類を得るには便利な指標です。

ここに、40歳の男女の肥満度と平均寿命のデータがあります（東北大学公衆衛生学研究グループ）。

【肥満度ごとの平均余命】

	肥満	太りすぎ	普通	痩せ
▼40代女性：	44・9年	47・0年	46・3年	41・1年
▼40代男性：	37・9年	40・5年	38・7年	33・8年

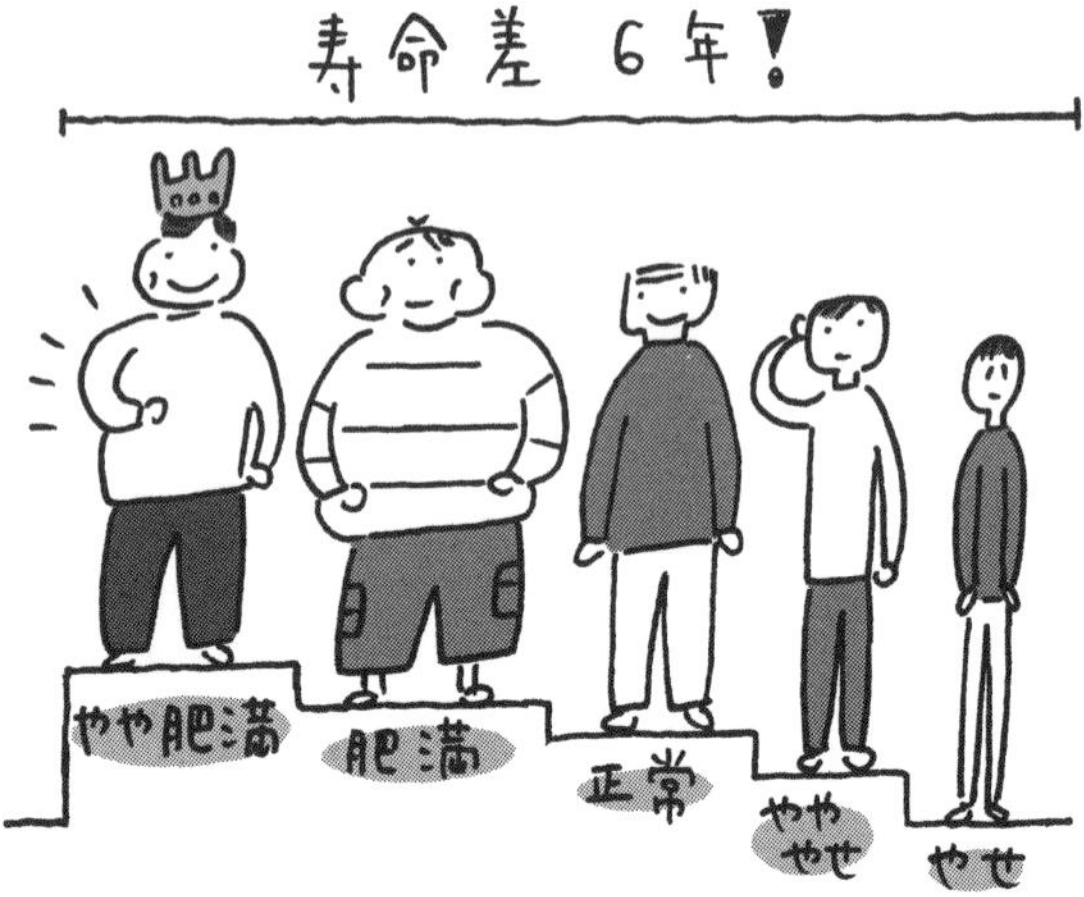

これは、40歳から79歳までの男女４万４０００人を、10年間追跡して得られたデータの一部です。

もっとも寿命が長いのは「やや肥満」で、「肥満」「正常」「やや痩せ」「痩せ」と続きます。「やや肥満」と「痩せ」の寿命差は男女とも6年でした。

高度の肥満より、痩せのほうが寿命が短いのは、痩せすぎると細胞の機能が低下し、血管の壁が破れやすく、循環器の疾患での死亡確率があがり、全身の抵抗力が弱くなるため、肺炎などの感染症にかかるリスクが高まるからだといわれています。老衰で亡くなる場合、体重の少ない人ほど、その経過が早い、ということからも理解できます。

高齢の男性で、ＢＭＩ15・99～21の痩せたグループは、24・99～39・９までのグループと比べ、要介護のリスクが１・９倍になるとの報告もあります（東京都健康長寿医療センター）。

このように、「痩せたほうが、より長生きできる」との常識は間違っていることがわかりましたが、特に高齢者の男性は、日本昔話ではありませんが、「こぶとりじいさん」がベストなのです。日本でのＢＭＩ指数は、厳しすぎて問題があります。あまり神経質にならず、肥満の場合は、ＢＭＩ33までならよしとし、太りすぎより、むしろ18・５以下の痩せすぎに注意しましょう。

13 電車でつり革がつかめない

医院でスリッパが履けない。電車でつり革がつかめない。人の使った箸は洗ってても嫌だ。便座は消毒しなければ座れない……こういう潔癖症の人は、結構います。いろいろな種類の抗菌・除菌グッズが売られているのはそのためです。潔癖症も度を越えると、単にきれい好きにとどまらず、「強迫性障害」「強迫神経症」と呼ばれる精神疾患の一つとなります。

これは、自分でも制御できない不快な考え（強迫観念）が頭に浮かび、それを振り払おうとしてさまざまな強迫行動を繰り返してしまうものです。症状が強い場合、カウンセリングや薬物療法が必要となります。そこまではいかなくても、かくれ強迫症として、ゆっくりと進行していくこともあります。

人間に限らず、すべての生物は、おびただしい数の細菌と共存していることを知る必要があります。どのような強い消毒薬でも、微生物をすべてゼロにすることは不可能です。１００度の沸騰水の中でも、生き残る物がいるくらいです。手術器具を、オートクレーブという１２０度まで温度が上がる高圧蒸気滅菌装置で消毒するのはそのためです。

人が使ったものを「消毒したからバイ菌がいなくなった。もう安心だ」というのは、事実とは少し違うのです。

たとえば、消毒で1万個の細菌が1個になったとします。1時間で分裂して倍になる細菌は、半日ほどで元の1万個に戻ってしまいます。手指などをアルコールで消毒しても、空中の細菌で、あるいは何かに触った時点で、すぐに元に戻るのです。針の先端に、数百個の細菌が乗ります。手や体を無菌に保ちつづけるなんてナンセンスなのです。

体中の皮膚は、常在の無害な細菌に覆われています。他の有害な細菌のバリアにもなっています。アルコールで根こそぎやっつけてしまうと、有害な細菌の感染が優位になることとさえあります。世の常で、悪い奴ほど強いのですね。病気の予防としては、うがいをして、手指はアルコールでなく石鹸で軽く洗うだけで充分です。

潔癖症の人は、極端に神経質であるといえます。神経質な人は長生きできないという明確なデータが存在します。持続的に強いストレスがかかることも原因の一つです。たいした症状もないのに病院にかかり、医原病の餌食になったり、効きもしない健康食品を大量に食べて正しい食事を無視したり、血圧に一喜一憂したり、人ごみに出るのが嫌で部屋に閉じこもったり……どう考えても、長生きできる要素は見当たりませんね。

どんな細菌が怒涛のように押し寄せても皆殺しにしてやる、という気迫を持って生活しましょう。人の履いたスリッパ、なんて無視しましょう。あなたの足指についている強力菌が他人の水虫（白癬《はくせん》菌）など殺してくれます。アルコールで手を消毒するなんて、気休めもいいところです。アルコールが蒸発した後、顔を触っただけで、元の10倍のバイ菌がつくでしょう。

食中毒になりやすい人と、なりにくい人がいますが、その差は、胃液の強さ、腸内細菌叢の状態、免疫力の強さ、などです。長年の潔癖症のあなたは、すでに抵抗力を失っているので、食中毒になりやすいかもしれません。また、体中に他の人の何倍ものウイルス、細菌、マイコプラズマ、カビの胞子、寄生虫の卵、ダニ、その他、目に見えないもろもろの微生物が、びっしりと取りついているかもしれませんよ。

今の家内は、つき合い始めた当初、潔癖症か強迫神経症ではないかと思ったことがありました。なぜなら、同じことを、何度も聞くからです。彼女は、ほとんどのことを、ほぼ4回繰り返して聞いてきます。それで、彼女が四重人格者であることに気づいたのでした。

すでに言いましたが、44歳のおじさん、28歳の淑女、18歳のギャル、10歳の女の子です。

現在では、二重人格障害、多重人格障害のことを、解離性同一性障害（Dissociative Identity Disorder：ＤＩＤ）と呼びます。これは、非常に軽いものから、重症のものまで、さまざまなタイプがあります。彼女のＤＩＤは、病気というより、一種の性格のようです。時折、別な性格が顔を出すといった、程度の軽いものでした。この4つの性格には、互いの交流はないので、同じことを何度も繰り返して聞くのです。

結婚当初、44歳のおじさんに向かって「君も、しつこいな」と、つい言ってしまい、喧嘩になりました。恋人や配偶者がミステリアスなのは、なかなかいいものです。意外な喜びやときめき感や、ベールを剥ぐ楽しみに満たされ、飽きることがありません。彼女の微妙な表情、息遣い、微かに違う仕草により、いまどの人格が優勢なのか見極め、的確に対応すると、愛に満ちた楽しい会話が弾みます。

一つだけ、問題があります。28歳の淑女は、かなりの潔癖症です。18歳のギャルは、普通に綺麗好き。10歳の女の子は、無頓着。44歳のおじさんは、無精者。

これは、いったいどうしたらよいでしょう?

14 睡眠時間が8時間以上、あるいは6時間以下

睡眠時間と寿命に相関関係があるとの、多くの報告があります。

100万人以上を対象にした米国の調査では、睡眠時間が1日6・5〜7・5時間の人の死亡率が一番低かったと報告されています。しかも、睡眠時間が長いほうがより影響が大きく、7・5〜8・5時間眠る人は、20％も死亡率が高くなったとあります。

睡眠には、レム（REM）睡眠とノンレム（NON REM）睡眠の、2種類があります。

レム（REM）とは、「Rapid eye movement」の略で、急速眼球運動の意味です。レム睡眠中は、脳が活動して覚醒状態にありますが、運動機能は止まっています。ただ眼球だけが急速に運動しているので、この名前がついています。レム睡眠時には、脳が活動しているため夢を見ます。

ノンレム睡眠は、ステージ1からステージ4までの4段階に分けられ、「脳の眠

り」といわれます。筋肉の活動は残ったままで、呼吸や脈拍は穏かになり、血圧も下がります。脳が眠っているため、夢を見ないといわれています。眠りが深く、多少の物音では目覚めません。

睡眠時間が長くなると、それだけレム睡眠が増え、血圧や脈拍が不安定になり、狭心症などの発作が起きやすくなると考えられます。狭心症の発作の多くは早朝に起こりやすく、80％がレム睡眠であることと一致します。

日本人の平均睡眠時間は6時間30分で、他の先進国より30分短いようです。睡眠時間が短ければ、免疫力の低下、血圧の上昇、肥満、ストレス、集中力の低下などをきたし、極端に短い睡眠時間は、細胞内のテロメアを短くし、もっとも長生きできないといわれています。ただし、休日に寝だめをするのは、体内時計と、恒常性維持機能（ホメオスタシス）を狂わせ、不眠や睡眠障害、神経症の原因となることから勧められません。

必要とする睡眠時間が平均よりも短く、6時間以下の人をショートスリーパー、平均より長く9時間以上の人をロングスリーパーといいます。それぞれ、全人口の10％

程度いるといわれています。

ロングスリーパー（長眠者）は、障害として扱われる過眠症とは異なり、眠りのレベルが浅く、脳内の覚醒物質であるノルアドレナリンの分泌が少ないとわかっています。

寝つきが悪く、浅い睡眠を繰り返す傾向があり、レム睡眠とノンレム睡眠のバランスが悪くなります。反対に、ショートスリーパーはレム睡眠が少なく、短時間で身体を回復できる深い眠りをしていると考えられます。

ではショートスリーパーのほうがよさそうですが、もともとは体質や遺伝的な素因があるので、だれでもそうなれるわけではありません。睡眠時間を削り、無理にショートスリーパーを目指そうとすれば、糖尿病、心臓病のリスクを上げ、ストレスが強くなり、抑うつ状態になることはすでに述べたとおりです。

睡眠時間だけでなく、眠りの質も大切です。同じ時間に寝る。紫外線を防御して、日の光を浴びる。アルコールを避ける。ウォーキングをする。ブルーライトを避ける。部屋を暗くする。遮音を完ぺきにする。最適な枕とマットを選ぶ。夏でも入浴するなどの、眠りの質を高める工夫をしましょう。

睡眠導入剤はおすすめしません。どの薬にも、依存性、習慣性があり、頭痛、異常な眠気、めまいや、ふらつき、特に高齢者では、記憶障害や認知症の危険性もあります。

15 ラジオ体操だけは欠かしません

ラジオ体操そのものが悪いわけではありません。

何もしないより、やったほうがよいのは言うまでもないことです。ただ、いくつか問題があり、特に高齢者にはお勧めできないのです。

今のラジオ体操が制定されたのは、１９５１年5月です。一般向けのラジオ体操第一と、それより運動量が多い、勤労者向けのラジオ体操第二があります。当時の日本人の平均寿命は、男性61歳、女性65歳でした。平均寿命が70歳を超えたのは男性１９７１年、女性１９６０年です。当時は寝たきりどころか、要介護の人も今よりはるかに少なかったわけです。

ラジオ体操は、ほとんど上半身の体操で、要介護に結び付く下半身の運動は、ほとんど取り入れられていません。また、運動そのものが、だれでもできることを主眼に

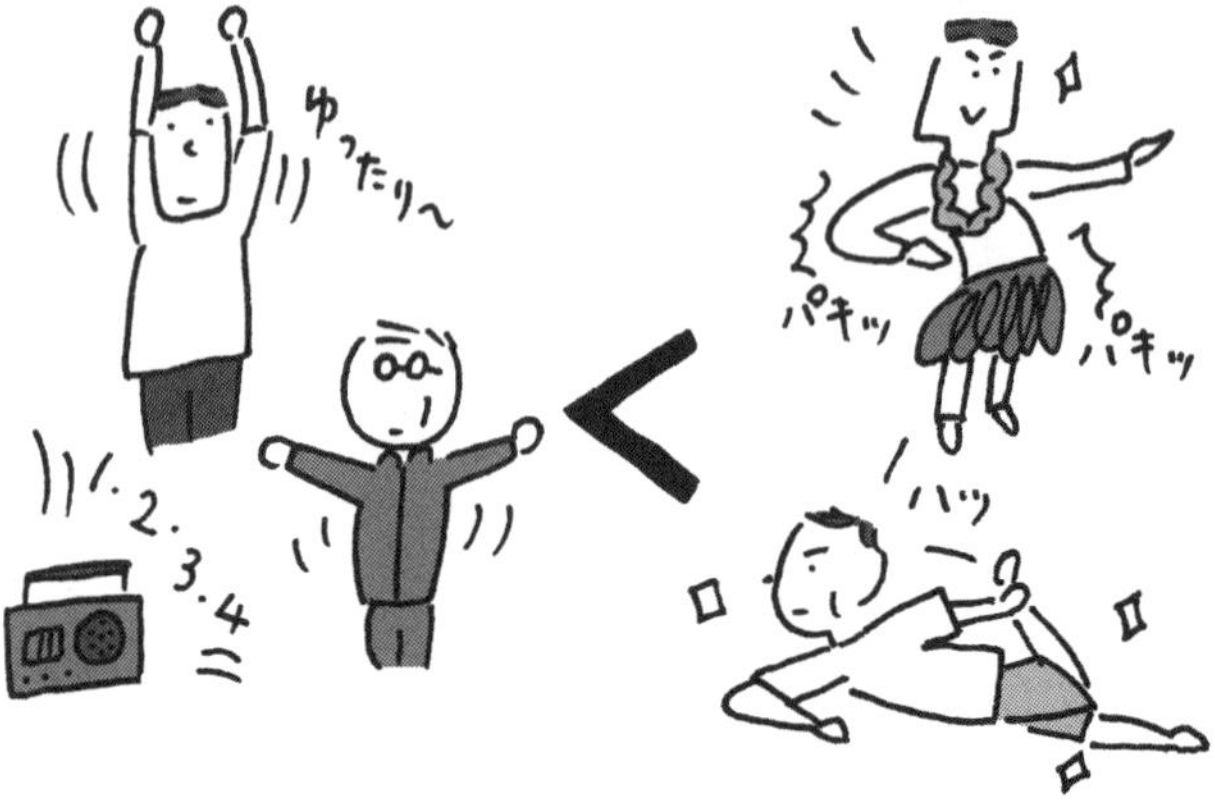

しているため、必要な、関節のストレッチング、筋肉トレーニング、有酸素運動のいずれの要素もないに等しく、単に体を動かす程度に終わっています。

関節が動く範囲でちょこちょこ動かすのは、何の運動にもなっていないのです。特に加齢とともにより大きく衰えていくのは、下半身の筋肉です。上半身がいくら丈夫でも、歩けなくなれば、すぐに寝たきりになります。

現在の高齢者が「運動は毎日しています。ラジオ体操です」「朝早く起きて、ラジオ体操をすると元気が出ます」「ラジオ体操以外の運動はしていません」と言うのなら、大きな間違いとなります。

するべきものはラジオ体操でなく、下半身の筋力を強くする筋肉トレーニングと、関節の柔軟性を得るためのストレッチングでなければなりません。ストレッチングは筋肉を柔軟にし、血管を若々しく保ち、全身の血流を増進させる効果があり、必ず行なうべきものです。年齢を問わず、ストレッチング＋筋肉トレーニング＋有酸素運動の組み合わせがベストなのです。

高齢で運動ができない方でも、ラジオ体操ができるわけですから、やさしく、ゆっくりと下半身の運動をすればよいのです。体力がある人は、ラジオ体操をしたあとでウォーキングをするか、ジムに通いましょう。

ヨガ、太極拳、フラダンスなどはゆっくりできる、ストレッチングになる、意外と運動量が多い、全身のバランスに優れている、などの理由でお勧めです。

16 マラソン、ジョギングをしている

あなたが「平均寿命まで生きればよい」、あるいは「平均寿命まで元気なら、あとは寝たきりでよい」というのであれば、マラソンでもジョギングでも、好きなだけやってください。多少無理をしても、股関節、膝、足首などの関節はなんとか持つでしょう。

平均寿命を超え、最高齢まで元気で歩きたいのなら、マラソンはやめましょう。さらに長距離を走るなどもってのほかです。ジョギングも控えめにして、ウォーキングにしましょう。なぜなら、あなたの膝の軟骨が、寿命より先にすり減る可能性があるからです。

膝の関節は、本当になめらかな軟骨で覆われています。大腿骨と脛骨の間に、左右一対の、半月板がクッションとして介在します。関節全体は、滑液包という袋に入っ

ていて、関節液に満たされています。オイルにつかっている自動車のエンジンのように、実になめらかでスムーズに動きます。普通に歩く分には、数千万回は使えるでしょう。多少体重が重くても、女性の平均寿命の87歳まで、軽々と持つはずです。

世の中のすべての物がそうであるように、軟骨も、使いつづけるとすり減ってしまいます。すり減った軟骨は、皮膚などと違って、ほとんど修復されません。一度のマラソンで、下肢の屈伸は1万回を超えるでしょう。股関節は、膝関節より大きく周辺の筋肉が多いため、耐久力があるといっても、やはり影響を受けます。

膝に痛みがあったり、力が入らないとき、「膝が笑う」という秀逸なたとえがあります。膝が笑えば、股関節や足首は、微笑《ほほえ》んでいるかもしれません。関節の接触面は笑点ではありません。関節を笑わせないよう注意しましょう。

足首の距骨《きょこつ》と踵骨《しょうこつ》の関節は、小さい割には驚くほど丈夫で、結構、長持ちします。それでも、激しいスポーツでは摩耗することは避けられません。スキーや事故などで、距踵《きょしょう》関節を壊しますと、なかなか治療が難しく、予後が悪いことが多いのです。

100歳以上の人に、生活様式、食事、スポーツなどについて聞いたアンケート調査が数多く発表されています。しかし、そのうちのどこにも「今までによくやったスポーツ」にマラソンが登場しません。２０１６年の日本のマラソンランナー人口は約２００万人という統計があります。単純計算で、50人に１人。現在１００歳以上の人が７万人いることを考えれば、一定数いてもおかしくないのに、実際はほぼゼロのようです。それより、ずっと早い時期に膝や股関節の寿命が切れ、変形性関節症のため、歩けなくなっていると考えられるのです。

変形性関節症は、膝の関節障害の終末像です。半月板がすり減り、関節の軟骨のあちこちに傷がつき、骨と骨が接触し、膝関節が変形する、という深刻な病気です。関節の腫脹（腫れ）、痛み、変形が強くなり、関節は滲み出た関節液で満たされ、膝の屈伸が障害され、歩行が困難となります。すり減った軟骨を修復する方法がないので、最終的には人工関節に置換するしかありません。

材質が格段に良くなったとはいえ、耐用年数は20年ほどです。金属を支える周辺の骨の問題もあり、何度も手術をして、永続的に使用できるわけではありません。将来、ｉＰＳ細胞などで、自らの軟骨を再生できるかもしれませんが、未知数です。

片方の膝がまっすぐ伸びなければ、普通に歩くことができません。松葉杖で歩くと、反対の膝に負担がかかり、なにしろ「同い年の膝」なので、そちらにも症状が出るかもしれません。

歩けなくなると、下半身の筋肉は速やかに委縮します。下肢の筋肉の収縮によるポンピング作用が期待できなければ、心臓や脳に行く血流も減少します。体を支える抗重力筋が衰えると、車いすに乗るのも難しくなります。

基本的に、部品を取り換えることができない体中の関節は、丁寧に使えば、最高齢でも寿命を共にできるでしょう。酷使、休憩なし、鎮痛剤でごまかす、効きもしないサプリメントを飲みつづける、サポーターに頼る……などのひどい扱いを続ければ、早期に寿命が切れてしまいます。

その最たるものが、マラソンやジョギング、そのほか膝を酷使するスポーツです。スポーツならなんでも健康にいいわけではありません。スポーツによる外傷は、交通事故、労災事故と比べても、はるかに多いのです。

えっ、トライアスロンですか？　おだいじに。

17 ロコモ、サルコペニアである

ロコモとはロコモーティブ症候群の略です。運動機能症候群と訳されます。推計患者数は４７００万人（男性２１００万人、女性２６００万人）とされています。原因は、サルコペニア、変形性膝関節症、変形性腰椎症、脊椎管狭窄《きょうさく》症、骨粗しょう症、関節リウマチなどがあります。

関節の外傷、激しいスポーツをのぞいて、普通に生活していても、50歳を超えたらロコモに注意すべきです。なぜなら、すべての人が大なり小なり、サルコ（筋肉）ペニア（減少）になるからです。

筋肉は、特別な訓練をしない限り、40代をピークに、50代は30％、60代は40％、70代は50％と減少するといわれています。

サルコペニアは、全身の筋肉に来ます。舌や嚥下に関する筋肉が弱ると、モノが飲み込みにくくなったり、せき込んだりします。誤嚥性肺炎になりやすく、死に直結します。

誤嚥性肺炎を防ぐには、口腔内を清潔に保つ必要があります。胃液の逆流を防ぐため、食事の後、最低1時間は横になるのをやめるべきです。口腔内を乾燥させないよう、しばしばお茶か水を飲む習慣をつけましょう。食べ物が、飲み込みにくかったり、痛みがあったり、胃液が逆流したり、口が渇いたり、頻繁にむせたりする場合は、早めに専門医に相談しましょう。

人間の筋肉は、多量の水分を保持します。体重60キロの人で、筋肉量の約20％。サルコペニアになると、それが15％以下になり、それだけ熱中症になりやすいといえます。

筋肉の減少により、身体活動が低下し、疲れやすくなり、歩く速度が遅くなります。特に下半身の筋力が低下すると、歩きづらくなる、腰や膝が痛くなる、外出したくなくなる、ますます筋力が低下する……の悪循環に陥ります。もう一つのルートは、筋肉が減少すると、脂肪が取って代わります。体重が同じでも、よりエネルギーを消費する筋肉が少なくなるので、基礎代謝率が落ち、ますます肥満になります。増加した体重を、筋肉や関節が支えきれなくなり、この文章の最初に戻ります。

サルコペニア⬇メタボリックシンドローム⬇糖尿病、高血圧⬇失明、神経症、脳梗塞、心筋梗塞⬇寝たきり……といつもの図式が完成します。

サルコペニアの診断基準は、

▼握力が男性26キロ、女性18キロ未満

▼歩行速度が秒速0・8メートル以下

どちらか一方でも該当した場合です。

最高齢を目指すあなた、このサルコペニアは克服しなければなりません。

良質なタンパク質を取る、体重を管理する、運動をする、できるだけ歩く……。当然のことばかりです。

一番良いのは、ジムでの筋肉トレーニングです。今後、続くステージ2を突破する予定のあなたは、その時点で、ロコモにもサルコペニアにも無縁になるでしょう。

18 やっぱりタバコはやめられん

２０１６年の喫煙率は、男性29・７％、女性９・７％、全体で19・７％です。女性のほぼ10人に１人が、タバコを吸っているようです。

ほとんどの女性は、しわやシミのない顔、うるおいや張りのある白い肌、たるみのない美しい顔になりたい、と強く思っていますね。ところが、そのすべてに悪影響を及ぼす喫煙を続けるのはなぜでしょう。化粧品やエステにお金をかけるより、禁煙をしたほうが、健康と美容にはるかに効果的なのですが。

喫煙により、肌の色がくすみ、眼の下のクマが濃くなり、ほほのたるみが強くなり、歯がヤニで黒くなり、歯茎の血流が阻害されるため、歯周病となり、歯が抜けたり、口臭が強くなったりします。部屋が汚れ、衣服にはタバコの焼け焦げで穴が開き、小遣いが減ります。

すぐに禁煙しましょう。人生で感じる喜びの中で最大級の一つに「禁煙を成功させたこと」があるのです。長く喫煙している人ほど、禁煙が成功した喜びはより大きいはずです。禁煙は始めて、3日目、3週間、3カ月目、3年目という節目があり、一番きついのは3週間らしく、3年続ければ成功したといわれています。

禁煙の方法なのですが、禁煙外来でなくとも、内科でニコチンパッドかニコチンガムの処方を受けるのがよいでしょう。最近では、薬局で手に入れることもできます。ニコチンパッド療法の場合、心臓などに異常がなければ、大きめのパッドから始めるのも一つの方法です。体には負担がかかりますが、気持ちが悪くなり、とてもタバコを吸う気分ではなくなるわけです。

3日ほど我慢すると、気分不良も感じなくなり、2週間ほどで味覚が戻り、食べ物の味がわかるようになります。何を食べても美味しく、気分がさわやかになりますので、食べすぎて体重が増えないよう注意する必要があります。

はっきりと申しあげます。

タバコを吸わない人は皆、喫煙者のあなたのことをひどく嫌っています。

言わないだけで、家族も、恋人も、友達も、同僚も、周りにいる人、ほとんどすべてです。なぜなら、あなたは顔色が悪く、歯が汚く、口臭がひどく、タバコ臭く、あなたが気持ちよさげに吐き出す副流煙に悩まされているからです。

煙の出ない、電子タバコですか？

うーむ、これほど格好の悪いものはありません。構図とすれば、乳離れできない乳児のおしゃぶりみたいなものです。大の大人がおしゃぶりを吸っているなんて、みっともないですね。

「そこまでして吸いたいのかしら」「あきらめの悪い人だ」と思われるのがおちです。

タバコを吸わない人は、タバコに関連するすべてが嫌なのです。煙も、灰も、吸い殻も、汚い灰皿も、臭いも、ヤニの色も、吸っているしぐさも。

確かに愛煙家のあなたは、こんなグチは聞きたくないでしょう。配偶者より、長いつき合いですし、苦しいときも、悲しいときも、紫煙がいつも慰めてくれました。楽しいときも、喜びのときも、あなたに寄り添い、馥郁《ふくいく》とした香りで祝福してくれた、かけがえのない友達ですから。

でも、そろそろ別れるときです。それは、だれのためでもありません。あなた自身と愛する人のためです。家族、子ども、あなたの健康のため、明日にでも、ニコチンパッドか、ニコチンガムを処方してくれる医療機関を受診してください。自分でやろうという意志の強い人は薬局で手に入れましょう。

19 バリアフリーの家に住んでいる

今は健康だが、将来に備えてバリアフリーの住宅を考えている、という人は多いようです。しかし、すでに体が不自由な場合を除き、自宅をバリアフリーにするのは、場合により、意味がないどころか、寿命を縮める可能性さえあります。

自宅が、完全なバリアフリーだとします。そんな家に住みつづけると、いろいろな障害物を避ける能力が、次第に低下してしまいます。家から出ないわけにもいかず、玄関から一歩、外に踏み出すと、そこはバリアだらけの世界です。ちょっとした段差につまずき、小さな石に足を取られ、タイルで滑り、階段から足を踏み外し、転倒し、たちまち骨折してしまうでしょう。下肢の骨折で、数カ月の安静が必要となった場合、寿命は5年程度短くなるかもしれません。

別れた家内は、離婚して半年もたたないうちに、駐車場の段差につまずき、転倒して右手首を複雑骨折してしまいました。自宅はむしろ「バリアだらけにする」のが正解です。まあ、それは行き過ぎだとしても、「バリアフリーにしましょう」という住宅施工会社を信じてはいけません。

バリアフリーの住宅に住みつづけて、すり足で歩くのはだめなのです。必要なのは、大きな段差でも軽々と乗り越えられるあなたの下肢の筋力と関節の柔軟性です。

常日頃、自宅のバリアで鍛えているあなたは、外に出てもつまづいて転倒することもなく、たとえ転倒したとしても、しなやかな関節や筋肉で骨折に至らないでしょう。

猫が段差につまずいて骨折した、なんて聞いたことがありませんね。

私に電話してきた前妻は、開口一番、「あなた、バートン骨折って知っている?」と聞いてきました。

あのね、私は専門家ですよ。果物屋の店主に「おじさん、デコポンって知っている?」と聞きますか。それと同じくらい、くだらない質問なのですが。

(もっともくだらない質問は、診察室で、「私以外に、患者さん、来ますか?」と聞いてきた中年の女性でした)

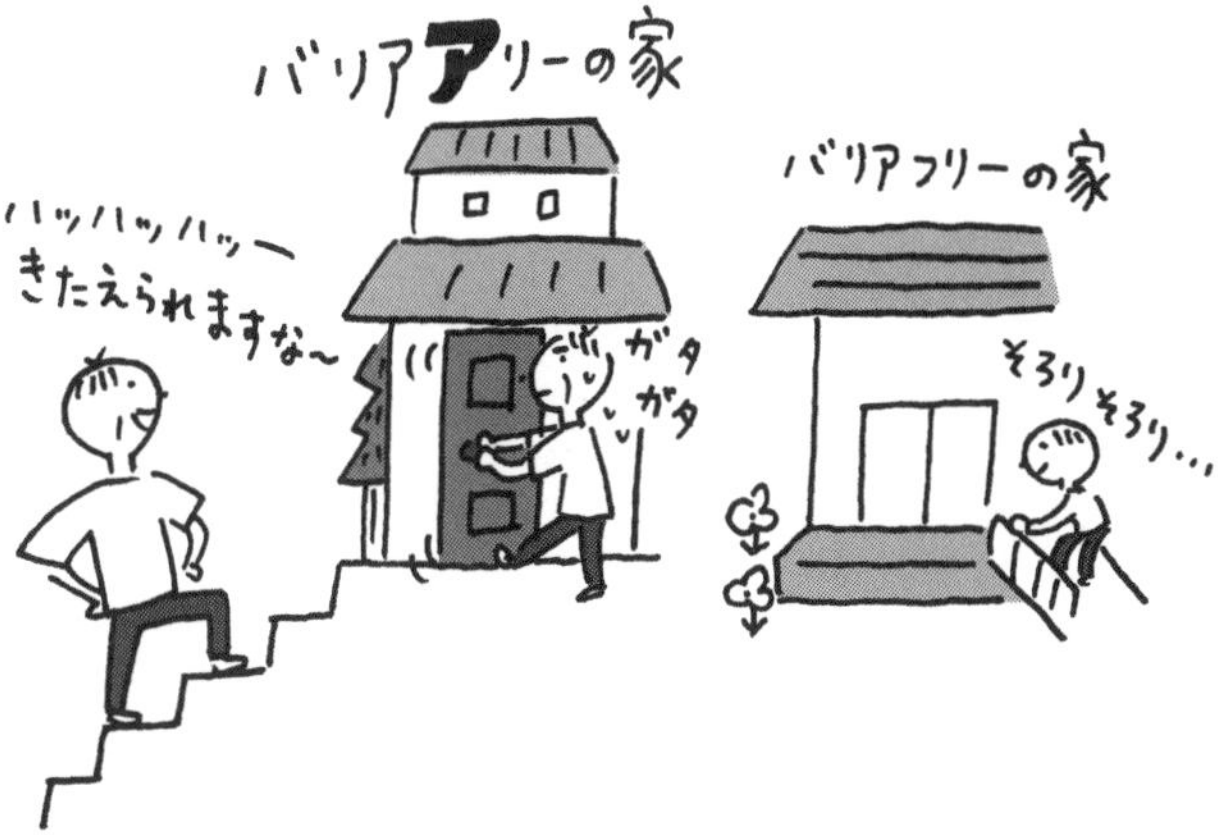

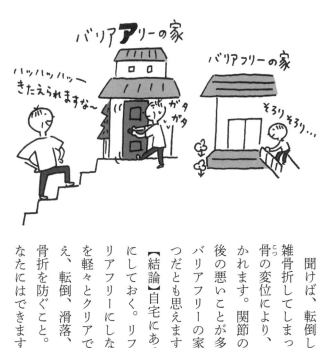

聞けば、転倒した際、手をついて、手首を複雑骨折してしまったらしい。バートン骨折は橈《とう》骨《こつ》の変位により、掌側と手の甲側の2種類に分かれます。関節の中の骨折で、粉砕骨折では予後の悪いことが多いものです。彼女が、久しくバリアフリーの家に住んでいたことが原因の一つだとも思えます。

【結論】自宅にある多少の障害物は、そのままにしておく。リフォーム、新築するときも、バリアフリーにしない。日常生活において、それを軽々とクリアできる関節の柔軟性と足腰を鍛え、転倒、滑落、転落などによる、打撲、捻挫、骨折を防ぐこと。元気で、最高齢者を目指すあなたにはできますね。

20 認知症や、ＭＣＩ（軽度認知症）である

認知症は、主に以下の４つに分類されます。

アルツハイマー型認知症、脳血管性認知症、レビー小体型認知症、前頭側頭型認知症。そのうち約60％はアルツハイマー型認知症、約20％は脳血管性認知症によるものです。

▼アルツハイマー型認知症

脳にアミロイドベータというタンパク質がたまり、脳の萎縮が起こることが原因だといわれています。糖尿病や高血圧があると、アルツハイマー型認知症になりやすいことが証明されています。

症状としては、近い時期の記憶から失われていきます。過去の記憶どおりに外出し

ても、その目的を忘れてしまい、徘徊する。尿意や便意がわからず、失禁するなどです。脳萎縮がさらに進行すると、会話ができなくなり、歩行不能となり、やがて寝たきりになります。

▼脳血管性認知症

脳梗塞や脳出血など、脳の血管障害によって起こる認知症のことです。脳梗塞や脳出血が軽度な場合は、自覚症状が乏しかったり、めまいやふらつき程度で気がつかないことがあります。しかし、発作が起きるたびに症状は悪くなっていきます。障害された脳の部位によって、症状は異なり、記憶障害がひどい一方で判断力は保たれているという「まだら認知症」がみられるのも特徴です。

▼レビー小体型認知症

パーキンソン病の原因にもなるレビー小体というタンパク質が脳にたまるものです。原因は解明されていません。パーキンソン病に似た症状で、硬直のため、体の動きが緩慢になり、止まらなくなる、転倒する、などの歩行障害が出やすくなります。幻視、幻聴、睡眠時の不随意運動を起こします。

▼前頭側頭型認知症

初老期に発症します。ピック球という異常細胞が神経細胞にたまり、ゆっくり進行することが多いものです。知力をつかさどる前頭葉が障害されるため、人格や性格が変わる、清潔保持・衛生面が管理できない、反社会的な行動が増えるなどの症状が出ます。

認知症の人が長生きできないのは容易に理解できますね。

一般的に、60歳～65歳と若い世代で認知症になった場合の平均余命は11年と長いのですが、90歳以上では4年ほどです。体が元気で徘徊するのも困ります。

あなたが、軽度認知症か、真正の認知症か、テストすればわかります。

【認知症テスト】

以下の項目にチェックを入れてください。

□ 置き忘れが多くなった。
□ 会話の途中で、言いたいことを忘れることがある。
□ よく知っている人の、名前と顔が一致しない。
□ 昨日の会話を覚えていない。
□ 物をしまっている場所をすぐに忘れる。
□ 慣れているはずの道を迷うことがある。
□ 計算間違いが多くなった。
□ 時間が守れなくなった。
□ 同じ日に、同じことを、何度も言ったり、聞いたりする。
□ 階段の途中で、上がっているのか降りているのか、わからなくなったことがある。

チェックが3つ以上だと軽度認知症の疑いが、5つ以上だと認知症の疑いがあります。

【〝逆〟認知症テスト】

以下の問いに、1問でも答えることができれば、将来、頭脳明晰なあなたが認知症になる可能性はかなり低いと思われます。難問ですから、慎重に考えてお答えください。

（1）日本中で、上りの階段と、下りの階段、どちらが多い。

（2）「私は、誰でしょう」。これは、認知症の症状か。

（3）右足に白い水玉、左足に赤いチェックの靴下を履いている徘徊老人。ある人がそれを見て、「こんな変な組み合わせは、世界でこれ一つだ」と言った。これは、正しいか。

（4）3年前から認知症の人が、20年前に戻ろうとタイムマシーンに乗ったが、設定を間違えて、2年前に行ってしまった。何が起こるか。

【テストの答え】

（第1問）不明。上り専用、下り専用の階段があるので。（まさか「同じ」と答えた

人はいないでしょうね）

（第2問）ノー。1949年〜1968年に放送されたNHKラジオの番組。

認知症が進み、自分がだれであるかわからなくなっても、このように人に聞くことはない。

（第3問）ノー。家に、もう一組ある。

（第4問）認知症のため、タイムマシーンで戻ったことを忘れているので。その2年後に、何もなかったように再びタイムマシーンに乗り、また2年前に戻る。したがって答えは、「全宇宙が、現在と2年前を永遠に繰り返す」。


いかがですか。このように、認知症とは、全宇宙の運命を変えるほど、恐ろしいものなのです。

認知症の疑いがあれば、なるべく早く医療機関を受診しましょう。

21 宇宙人、UFOを信じている

日本人の半数が宇宙人、およびUFOの存在を信じているといわれています。これがいかにナンセンスかは、空間と時間の確率論により、比較的容易に証明できます（UFOの定義はさまざまですが、ここでは宇宙人が乗ってきた乗り物と限定します）。

空間の確率は、❷で説明したとおりです。すなわち、地球を0・1ミリのホコリだとすると、100光年は太平洋の大きさになります。銀河宇宙は、直径10万光年ですから、100光年は1000分の1です。面積でいえば、100万分の1。本当に確率は低そうですが、この距離にいる知的生命体が地球に来たとします。

地球は伊豆半島の突先にある石廊崎《いろうざき》の海岸の、無数にある潮だまりの岩にくっついている、ごく小さな牡蠣殻の隅にたまっている、0・1ミリのゴミです。

いったい太平洋のどこの島から、この目に見えないほどのゴミを目指して、何かが来るということがありえますか。しかも、何の必然性も、手がかりも、脈絡もなしで。

　地球外に生命が存在するのはかなり怪しいのですが、ＳＥＴＩ計画（Search for Extra-Terrestrial Intelligence：地球外知的生命体探査）、ＯＳＥＴＩ計画（光学的地球外知的生命体探査）というプロジェクトがあります。

　電波望遠鏡、光学望遠鏡、レーザー、Ｘ線望遠鏡などを用い、地球外知的生命体と交信したり、存在の痕跡を探査するものです。しかし、これは税金の無駄遣い以外、何ものでもないと思っています。

　現在地上にある放送局の最大出力は１・５メガワットです。その１００万倍（１・５テラワット）の出力で、宇宙に向けて電波を発信したとします。周波数は、ＵＨＦ～ＳＨＦ（１～１０００GHz）。こんな出力で、この周波数の電波を出せば、地域全体が電子レンジに入ったようになりますが、とりあえず仮定の話です。電界の強さは、距離の２乗に反比例しますので、このような途方もない出力の電波でも、たかが数十光年（数百兆キロ）あたりで、宇宙ノイズ以下に減衰してしまいます。どのような方法を用いても、受信することはできません。私たちの銀河系の直径は10万光年です。一番近い他の銀河は１５０万光年かなたです。いったい、どこにいる知的生命体と交信しようというのでしょう。

次に、時間のスケールです。

40億年前、生命が1月1日の始まりと同時に誕生し、ちょうど1年たったとします。すると、１秒が約１３０年になります。

本当にあり得ないことですが、過去、地球に10回ほど、宇宙人が来たとしましょう。3月に3回、6月は2回、9月は1回、10月、12月に各2回……。12月1日は、石炭紀。恐竜が絶滅したのは、12月25日です。12月31日午後11時は45万年前になります。11時59分過ぎに、人類の文明が誕生しました。

この10年間に、宇宙人がＵＦＯに乗って、地球に来ている確率は、要約するとこうです。

太平洋のどこかの島から、伊豆の突先の海岸にある牡蠣殻の中の０・１ミリのゴミに、過去40億年に10回、宇宙人が訪ねてきたとして、その1回が、年が終わる０・１秒前、すなわち12月31日午後11時59分59秒９、である確率です。

これが、限りなくゼロであることは容易にわかりますね。

宇宙船が見知らぬ惑星にたどり着き、そこにいる猿が、みな流暢なアメリカ英語をしゃべっているのに、最後まで、そこが地球で、しかも米国だと気づかなかった間抜けな宇宙飛行士以上に、宇宙人を信じている人はお人好しです。

「宇宙人を信じていることと、長生きと関係があるのか」というと、これが密接に関係しているのです。

まず、宇宙人の存在を信じている人は、数学、物理、統計学に弱いはずです。はっきりとした根拠や証拠もないのに、人の言うことを簡単に信じてしまう人です。言い換えれば、騙されやすい人だといえるでしょう。

ありえない配当の儲け話、振り込め詐欺や特殊詐欺、効きもしない健康食品、きれいになるはずもない化粧品、医者の説明、健康診断、テレビや新聞に溢れる誇大広告、何々が体に良い・悪いなどのバラエティ番組など。詐欺により経済的な損失を受けると、下流に落ちるかもしれません。健康食品、健康診断などは、すでに述べたとおりです。

宇宙人の存在を信じている人は、心は優しい方なのでしょうが、知的ではありませんね。物事を多面的に見る能力が弱いように思えます。

最高齢を目指すあなたは、うまい話には乗らず、誇大広告を見抜き、新聞やラジオの報道を鵜呑みにせず、何が真実で、その裏に隠されたものは何かを、少数意見なども参考にして、多面的に考えることが肝要です。その上で、自らの確立した信念を持つこと。これが長生きには不可欠なのです。

【結論】宇宙には、地球を含めて、知的生命体は、一切、存在しない。

ステージ2 今すぐ実践すべき13項

ステージ1をすべてクリアされた方にとって、このステージ2は意外と簡単かもしれません。

・冬の下着は、ランニングシャツにかえる
・徹底的に日焼けを防止する
・サポーター、腰痛ベルトなどは早めに捨てる
・最低でも週に1度、トレーニングジムに通う
・とにかく歩く
・小麦でできた、すべての食品を食べない
・腸内環境を整える
・なるべく朝は食べない
・週に数回はナッツを主食とする

など、たった13項目です。すべてをクリアするつもりでいきましょう。

22 冬でもランニングシャツ一枚

これは比較的簡単です。半そで以上の下着を買わなければいいだけの話です。

筆者は、45歳を機に、家にある半そで以上の肌着をすべて捨ててしまいました。以来、どんな厳冬のときでもランニングシャツで過ごしています。寒さを感じても、ないものを着るわけにはいきませんね。

少しつらかったのは、最初の1、2年だけでした。慣れるということは、恐ろしいもので、ランニングシャツの上には薄手の寝間着を着ているだけで、3年目の冬にはほとんど寒さを感じなくなりました。風邪をひかなくなっただけでなく、免疫力が高くなり、他のさまざまな病気の予防になっていると確信しています。

暖かいところから寒いところ、またその逆の場合も、血管が激しく収縮し、拡張します。

たとえば、風呂場で服を脱いだとき、湯船に入るとき、湯船からあがって服を着るとき。急激な温度の変化で、体はヒートショックを受けます。ヒートショックは、特に冬に起きることが多いのですが、それは部屋の中に温度差が激しい場所があるからです。リビングなどは暖房で暖かくなっていても、脱衣所は冷えているという家庭が多いですよね。

暖かい部屋から寒い部屋に行ったときに急激に血管が収縮し、血圧が急上昇、心筋梗塞や脳卒中などの原因となります。

浴槽の中で意識を失うと、死に直結します。入浴時の死亡事故で、もっとも多いのがこれです。脳の虚血は、短時間でも意識を失います。高齢者は、血管の柔軟性が低下していますので、急な血圧の乱高下により、血管が詰まったり、破れたりするのです。また、若い人でも、高血圧や糖尿病、肥満、喫煙者、飲酒の直後などは要注意です。

ヒートショック対策には、家の中の温度差をなくすことが一番効果的です。

もし、あなたが、毛糸のパンツ、ラクダのパッチ、腹巻、長袖の分厚い肌着、南極

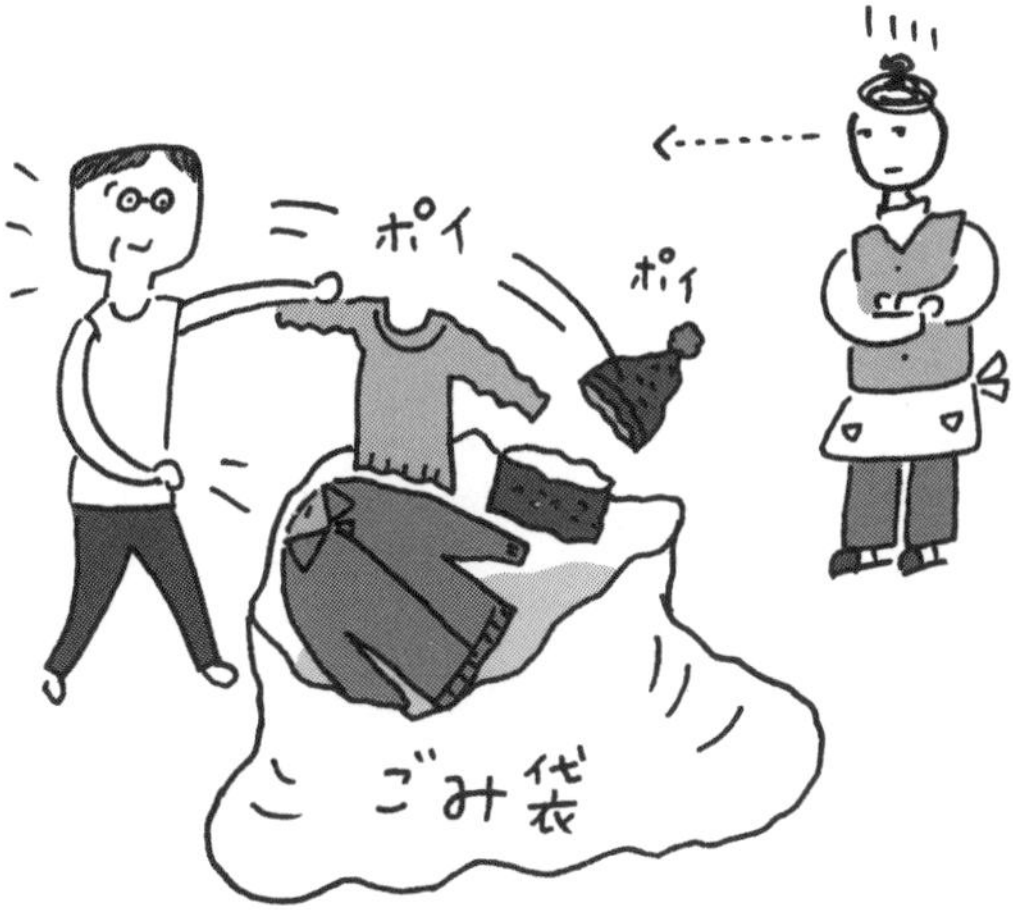

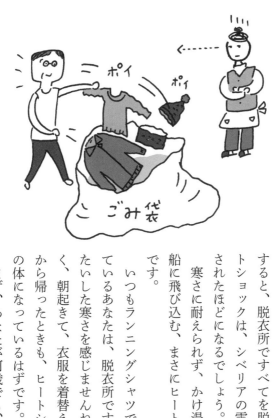

で越冬できるほどの寝間着などを着ていたとすると、脱衣所ですべてを脱いだときのヒートショックは、シベリアの雪原に裸で放り出されたほどになるでしょう。

寒さに耐えられず、かけ湯もそこそこで湯船に飛び込む、まさにヒートショックの餌食です。

いつもランニングシャツで薄い寝間着を着ているあなたは、脱衣所ですべてを脱いでも、たいした寒さを感じませんね。入浴だけでなく、朝起きて、衣服を着替えるときも、外出から帰ったときも、ヒートショックとは無縁の体になっているはずです。

まず、あなたが何歳でも、家にある長袖の

肌着をすぐに捨てましょう。1年間、半そでかノースリーブで過ごした後、翌年にはそれも含め、腹巻、パッチ、ズボン下、ラクダの肌着、毛糸のパンツ、その他、着ると暖かいという類の肌着をすべて捨ててください。寝るとき、靴下を履くというのはもってのほかです。かえって足が冷えてしまいます。

着るのはランニングシャツと普通のパンツ、薄手の寝間着だけです。寝間着は、なるべく肘のところまでまくっておきましょう。すでに、ステージ1のかなりの項目をクリアしているあなたは、あまり寒さを感じなくなっているはずです。

もし、寒くて耐えられないようでしたら、薄い長袖、半そで、ノースリーブ、ランニングと段階的に間隔をあけるか、半そででも厚めの寝間着にするとよいでしょう。要は、寒さに強い体を作ることですから、無理のないように行なってください。

私の家内は、そんな格好の私を見て、

「寒くないのかい?」——44歳のおじさん。この人格の家内は、声まで男性的です。婚約しているとき、東京の娘から自宅に電話があり、家内が出たのですが、あとで「今の男の人、パパの友達?」と言われて、あわてました。

「暖かくしないと、風邪をひくわよ」――28歳の淑女。私の目を直視して、本当に、心配そうな顔で言います。

「もっと布団をかけたらいいのに」――18歳のギャル。首まで布団をかけ、胸元でスマホを操作しながら、つぶやきます。

「寒いから、暖めて」――10歳の女の子。視界から、私がいなくなるのが耐えられなくて、ソファーから立ち上がっただけで、「どこにいくの」。ベッドから先に出ると「ほっぽらかしやー」と、後を追いかけてきます。

　彼女は、分厚い腹巻をして、ヒマラヤ登山隊のような寝間着を着ていますが、この1年ほどで、3回も風邪をひいてしまいました。寒がりの彼女をランニングシャツに転向させるのは、最高齢まで生きるより、難しいかもしれません。

23 日焼け防止にゃ命がけ

紫外線の影響を過小評価している人は多いようです。皮膚が日焼けし、シミができ、しわが深くなることはだれでも知っていますが、それ以外にも、皮膚がん、角膜炎、白内障、免疫力低下など、全身の健康に重大な影響を与える可能性があるのです。

まず、眼から入る紫外線を、徹底的に防御しなければなりません。紫外線は、ドライアイ、白内障のリスクを高めます。白目から黒目に延びる黄色く盛り上がった斑点の瞼裂斑《けんれつはん》が成長し、翼状片《よくじょうへん》になり、視力の障害、乱視などを引き起こします。

眼から入る紫外線は、道路の照り返しのため、日傘では20％、つばの広い帽子でも50％程度しか、防ぐことはできません。99％のUVカット機能の付いたサングラスか、コンタクトレンズの使用がベストです。色調の濃いサングラスは、それだけ瞳孔を開かせるので、紫外線が入る量が増えます。サングラスは、薄くて、サイドからの紫外線を防ぐためフレームはなるべく幅の広いものがいいでしょう。

　実は、眼からの紫外線対策は、子どものときから行なうのがベストです。最近では、色のないサングラスも売られています。野外でのスポーツ、特に、サッカー、ソフトボール、テニスなどをする子どもには買ってあげてください。

　眼球そのものの影響以外、眼に紫外線が入ると、瞳孔を調整する三叉神経を通じて、脳下垂体に、「有害な紫外線が入っている」と情報を伝達され、下垂体がメラニンを作れと命令します。眼に入った紫外線により、全身が黒くなるのです。あなたが、何歳でも、女性でも男性でも、春から秋にかけて、日が照っているときは日傘をさすべきです。各種日焼け止めは、よくて5〜6時間しか持たず、毛穴をふさぎ、皮脂の分泌を妨げる、汚れ以外の何物でもありません。

　紫外線吸収剤オキシベンゾンはアレルギー反応を起こし、ホルモン異常を起こす可能性があります。オキシベンゾンは母乳に溶け出すので、新生児のアレルギー体質の原因になります。オキシベンゾンとともによく使われる酸化チタンにはＷＨＯが「発ガン性の可能性がある」という指摘をしています。

日焼け止めを全身に塗ると、それだけ危険性が増しますので、必要最小限にするべきです。皮膚に塗る場合はすり込まず、軽くカバーするのがよいでしょう。

ＵＶＢ（紫外線Ｂ波）をカットして、肌を黒くするだけのＵＶＡ（紫外線Ａ波）を照射する、日焼けサロン（Sunbed）がありますが、行くべきではありません。熱傷、水疱、しみなどのトラブルも多く、ＷＨＯは、18歳未満の使用を禁止するよう勧告しています。欧米では、多くの国が規制を始めています。まったく日に当たらないのも問題ですが、普通に生活するのなら、徹底的に紫外線を防御してちょうどいいのです。

24 サポーター、腰痛ベルトは早めにゴミ箱行き

手足の関節が痛くなったとき、短時間サポーターをするのは何の問題もありません。腰痛で、腰椎ベルトやコルセットをするのも同じです。急性期の痛みは、局所を安静にすることが一番で、そのための支えが「サポーター」の意味です。

急性期が過ぎ、痛みや腫れがなくなっても、サポーターやコルセットを使いつづけると、その関節の周辺にある筋肉が、次第に委縮していきます。

この、筋肉の廃用性委縮は、予想するより早く進み、小さな筋肉ではそれだけ短期間で、筋肉繊維が失われていきます。最終的に残されるものは、筋肉でなく、単なる繊維組織です。ステージ1で述べたサルコペニアです。

下腿などの骨折で、数カ月間、固定していたギプスを取った後、足が細くなっているのに驚きます。筋肉が残っていれば、比較的短時間のリハビリにより回復しますが、

脊髄損傷など、神経が遮断された筋肉は、月日とともに回復が難しくなっていきます。コルセットやサポーターを長期に装着しつづけると、これと同じことが起きるのです。

顔の筋肉を鍛えると、顔が引き締まって小顔になることはありません。筋肉は鍛えれば鍛えるほど、筋肉線維を増大し、弛緩した状態でも関節や組織を支えます。腹筋を鍛えると、腹が引っ込むのはそのためです。顔にある表情筋、前頭筋、上眼瞼挙筋、眼輪筋、頬筋、上口唇挙筋、口輪筋、笑筋……等、の筋トレをするためのデバイスも売られています。これは効果があります。筋肉が増強され、皮膚が引き上げられ、引き締まった顔になるでしょう。

ただし、こういった小さな筋肉は、運動をやめると速やかにその力を落とします。何カ月もの苦しい訓練も、ものの1カ月ほどで元に戻ってしまうでしょう。顔を仕事にする特殊な職業の人か、顔痩せオタクの人以外、とても続けられるものではありません。

体にある大きな筋肉は、大胸筋、僧帽筋、広背筋、三角筋、腹筋、上腕二頭筋、大腿四頭筋などは、筋委縮も緩やかに進みます。しかし、使わなければ使わないほど筋肉の委縮は進行し、線維や脂肪に置き換わり、最終的にはすべての機能を失います。その過程において、伸ばす側の筋肉より曲げる側の筋肉のほうが大きく強いため、ほとんどの関節が曲がった状態で固定されます。膝がまっすぐに固定されると、立ち振る舞いは不自由ですが、なんとか歩くことはできます。が、少しでも膝が曲がり、足首は伸びた状態になれば、まったく歩くことができません。

あなたの体や関節を支えるのは、あなた自身の筋肉でなくてはなりません。コルセットやサポーターではないのです。痛みや腫れなどの、急性期を過ぎた後は、さっさと片づけてしまいましょう。そして、筋肉のトレーニングを始め、元の健康な体を取り戻しましょう。

25 「週イチ、トレーニングジム」で幸せ気分

ジムに通いつづけて、1年くらいすると、年末年始の休みなどで、ストレッチングや筋トレができない日は、どうも落ち着かなくなったり、気持ちが悪くなったりします。

そうなれば、しめたものです。トレーニング後は、軽い疲労とともに、満たされた感じにあふれ、就寝時に得もいわれぬ幸せな気分に浸ることができます。3年も続けると、もし今やめたらこれまでのつらい努力が水の泡になる、という一種の強迫観念が筋トレを続ける強力なモチベーションとなります。

設備の整ったスポーツジムは、1カ月の会費が1万円というところもありますが、地方には自治体が運営する、格安のスポーツジムがあるはずです。私が、20年間通っていた、練馬区のトレーニングジムの使用料は、広いプールが完備されていて、2時

間で２００円でした。65歳を過ぎて、１００円になったのには感激したものです。

まず、軽い準備運動の後、ストレッチングに入ります。

▼ストレッチング

30〜40分かけて、全身、関節と筋肉の柔軟運動をします。

関節には、屈曲伸展、前屈後屈、内転外転、内旋外旋というように、一組になった筋肉があります。この、両方を意識して、ゆっくりと、関節の最大可動範囲まで、筋肉を伸ばします。たとえば、肘の曲げ伸ばしで、各2分間ずつ。首、肩、腕、背中、腰、太もも、膝、足首などをゆっくりと伸ばします。

ストレッチングのマットの前に、大きな鏡が置いてあるところが多いですが、自分の関節の曲がり具合や、筋肉の伸びている様を見るのは、快いものです。30分程度のストレッチングを終え、深呼吸をしばらくして、筋肉トレーニングに入ります。

▼筋肉トレーニング

各種のトレーニングマシーンで、全身の筋肉を鍛えます。このとき、屈曲と伸展、外転と内転、外旋と内旋というように、対立する二つの筋肉を、同じように鍛えることが大切です。肩、二の腕、背中、腰、お腹、太もも、下腿の筋肉をマシーンを用いてトレーニングします。それぞれのマシーンは、負荷をキログラム単位で調節できるようになっています。最初は、なるべく軽く、数カ月単位で、少しずつ負荷を上げるようにしましょう。

私の場合、たとえば、大腿四頭筋の屈伸では、最初20キロから始め、6カ月後には、30キロ、5年後には40キロ、24年目の現在は50キロの負荷で行なっています。

肩の外転では、どんなに頑張っても30キロがせいぜいで、目盛りの2分の1にも達していません。更衣室で、よぼよぼの爺さんだなと思っていた人が、裸になると三角筋も大胸筋も隆々としていて、外転で50キロを軽く上げているのに感銘を受けたことがあります。

各種マシーンで、30〜40分ほど、筋肉トレーニングを行ないます。決して無理をしないで、ぎりぎりの負荷でするのがベストです。

テレビなどで宣伝している、自宅で行なう簡易なトレーニングマシン、たとえば各種の腹筋マシーン、ステッパー、エアロバイクなどを買うのはやめましょう。最初は熱心にやっても、長続きすることはありません。そのうち、飽きたり、億劫になって、押し入れの肥やしになるか、部屋の隅で埃をかぶってしまうでしょう。その理由は、目に見えて効果が得られないことと、こういった器具を使いつづけるモチベーションがなくなるからです。簡単に手に入れられるものは、簡単に手から離れてしまうのです。

「ジムにわざわざ通う」ということ。それ自体が、強いモチベーションになり、運動を続けることができるのです。多くの人と交じって、運動する。いろいろなトレーニングマシーンがあり、やっていて飽きません。

最高齢を目指すあなた。ぜひ週に一度でもいいです。どこかのトレーニングジムに通い、ストレッチング、筋肉トレーニング、エアロビクスの3点セットを続けてください。

どんなに疲れていても、だるくても、3カ月は続けましょう。そうすれば、1年はできます。鏡に映った、シェイプアップされていく自分の体を見るのが楽しみになります。

3年も続けると、やめるのが嫌になるでしょう。

このあたりから、体のどこかが痛くなることがほとんどなくなってきます。夜はよく眠れ、気分は爽快となり、体全体が軽くなった気がします。

10年目には、生活の一部となり、なんの努力も気負いもなく、すんなりと続けられるようになります。筆者はまだたった24年目ですが、あと40年は続けるつもりです。

もちろん、最高齢になるまで。

26 とにかく歩く!歩く!!歩く!!!

現在、住んでいる地方都市の郊外は、どの家も1～2台、マイカーを持っています。一台は軽四輪が多く、どこに行くにしても車で行きます。買い物、ゴミ集積場、コンビニ、図書館、はては散歩にまで……。

私は、ほとんど毎日、かなりの距離を歩くことにしていますが、周りを見回しても、歩いているのは、いつも私だけです。特に、高齢者が歩いているのは見たことがありません。この地域の住民は、散歩をするという習慣がないのでしょうか。

今日も、自宅周辺を散歩していたら、家の前にいた子どもに「変なおじさんがきた！」と言われました。まあ、当たっていますが……。

全国の地方都市は、ここと同じようなものかもしれません。もしそうなら、由々しき事態です。

なぜ、歩かないのか？

疲れるから。面倒だから。横着だから。忙しいから。膝が痛いから……。

健康であるためには、歩くということが基本となります。二本足歩行により進化し、現在の地位を築いた人間は、歩いてなんぼの動物で、歩けなくなったら一巻の終わりです。


歩くといっても、単にぶらぶら歩くだけではもったいないですね。

いろいろな歩き方はありますが、基本は
「すっと立って、視線はまっすぐ、体の力を抜き、背筋を伸ばし、自然に歩く」

ということです。

「歩幅を少し広めに、少し速く、リズミカルに歩くこと」

これを意識すれば、よりよいでしょう。

歩くことにより、内臓機能や認知機能を活発化することがわかっています。歩くことで、脳の神経細胞が再生されるからです。免疫機能を高め、骨粗しょう症、関節炎を予防し、血圧や血糖値を正常にする効果があります。血液循環を促し、狭心症、心筋梗塞の予防になるでしょう。

1日に3キロ以上のウォーキングで、慢性閉塞性肺疾患（COPD）の重症化のリスクを半減させ、脳卒中のリスクを低減させるという報告もあります。歩かなくなると、その反対のことが起きるなんて、考えただけでぞっとしますね。マラソンやジョギングは膝に負担をかけてしまいますが、歩くのは1日に1時間、毎日歩いても、何の問題もありません。

空気の悪い、都会の喧騒の中でも構いません。ましてや四季の草花が咲き、空気の澄みわたった郊外の美しい小径を歩かない手はありません。

さあ、あなた、パチンコなんかやっていないで、部屋に引きこもっていないで、ソファーに寝そべってテレビばかり見ていないで、スマホを置いて、自動車のカギをしまって、明るい日の降り注ぐ、落ち葉の舞い散る、薄靄《うすもや》の立ち込める、かぐわしい草花の吐息の、未来に向かう小径を、どこまでも歩こうではありませんか。

27 小麦食品にサヨウナラ

私が最近、特に健康になった要因の一つに、小麦でできたものを一切食べないことの徹底があげられます。

数年ほど前、ある本と衝撃的な出合いをしました。『小麦は食べるな！』（ウイリアム・デイビス著、白澤卓二訳、日本文芸社）という本です。

それまで「血糖値を上げる食べ物を控えめにする」「GI（グリセミック・インデックス）値の低い食品を食べる」「炭水化物の食べ過ぎを避ける」「食事はサラダから食べる」など、かなりの数の食育に関する本を読み、そのとおりに実践していました。

ところが、この『小麦は食べるな！』は、小麦でできた食品を一切食べないという徹底ぶりで、その意義に感銘を受けたのです。

生活習慣病をはじめとするさまざまな病気に、小麦、特に遺伝子を操作された矮小小麦が深くかかわっているということです。日本に輸入されている小麦の80％以上がこの小麦です。この遺伝子操作が、人体にどのような影響を与えるかは検証されていません。問題なければいいのですが……。

小麦でできた食品というのは、パン、菓子パン、パスタ、ラーメン、うどん、ソーメン、カステラ、クッキー、ドーナッツ、ケーキ、シリアル、ビスケット、たこやき、たい焼き、お好み焼き、ぎょうざ、春巻、スナック菓子などです。

この、砂糖よりも血糖値を上げる小麦の糖質が、糖尿病、がん、心臓病、認知症、統合失調症、関節炎、白内障、シミ、シワ、脱毛、ＥＤ（勃起不全）、ニキビ、アトピー、花粉症、アレルギーなどの直接的、間接的な原因であるという理論です。

日本では、ありとあらゆる食品に小麦が入っています。スーパーマーケットに行けばすぐにわかります。菓子類と麺類、パンだけで、売り場の3分の1は占めているでしょう。

小麦はいろいろな調味料にも入っていますので、小麦を完全に断つというのは難しいものです。てんぷらの衣、シュークリーム程度ならＯＫとして、パン類、麺類、パスタ、ケーキ、ドーナッツを食べないだけでも、かなりの効果が得られます。

「好きなものばかりだ」「ほかに食べるものがなくなる」「これを食べられないなんて、とても無理」……いえ、食べるものはいくらでもあります。肉でも、魚でも、懐石料理でも、フレンチでも、イタリアンでも、好きなものを食べてください。事実、私自身、小麦を断って4年余り、食べるものに困ったことは一度もありません。

自分の体は、皮膚、筋肉、内臓、骨、髪の毛からつま先の爪まで、すべて食べたものの総体として作られています。小麦でできた安価なファストフードをやめ、心のこもった、栄養価のある、食べて心の休まる、美味しい料理を食べたいものです。

私は、45年前、花粉症という概念がまだないころから、重症のスギ花粉症でした。毎年、春になると、くしゃみ、鼻水、鼻づまりに悩まされつづけていました。花粉症の時期の手術はつらく、消毒した手袋では、自分の鼻を触ることができません。看護師さんに流れ出る鼻水を取ってもらうしかないのです。

テレビなどの手術の場面で、外科医の額ににじみ出た汗を

「汗！」

といって拭いてもらうのは、緊迫したシーンそのままに、実に格好がいいのですが、鼻水が垂れそうになって

「はな！」

というときの情けなさは、経験した者しかわかりません。

このように重症だった花粉症が、なんと小麦を完全に断って1年ほどで軽くなり、2年目の春にはほとんど症状がなくなりました。常用していた点鼻薬、目薬、飲み薬を一度も使うことなく、現在ではほぼ完治しています。これは、今でも信じられない出来事です。

小麦を断つと同時に、炭水化物の摂取を控えめにしたことで、血糖値が下がり、末梢の血流が改善し、アレルギーの原因となるＩｇＥ抗体価を下げたと考えられます。はっきりとした機序は不明ですが、小麦を断つことにより、セリアック病（小麦などのグルテンに対するアレルギー）だけでなく、アトピー、喘息、皮膚炎、口内炎、結節性紅斑など、各種のアレルギーが軽減することはわかっています。私の医院に通院している、10人の花粉症の患者さんにこのことを教え、忠実に守った5～6人が、症

状の消失あるいは緩解をしたと聞いています。中には、同時に体重が8キロも減ったとたいへん感謝されました。花粉症の方は、試してみる価値がありそうです。

問題は、いかにして小麦フリーの食事を続けるかにかかっています。

東京から遊びに来た娘夫婦が「豚骨ラーメンが食べたい」というので、ラーメン専門店に連れて行きました。

その店にはラーメンしかなく、仕方なく「豚骨ラーメンの、メン抜きをお願いします」と言って、変な顔をされたことがあります。

スープだけ飲みながら、これはまだいい。そばにも小麦が入っていることが多いので、「ざるそばの、そば抜き」を頼んだとすると、「ざるだけ」になるおそれがありました。たぶん、注文した時点で、店を追い出されていたでしょう。

それ以降も、小麦を完全に断ち、炭水化物の制限をしていた私は、

「カツサンドのパン抜き、衣《ころも》薄め」「肉じゃがの、じゃが抜き」

「マカロニグラタンの、マカロニ抜き」「ごはん7分の1」

とか、変な注文を連発して、あちこちの店で顰蹙《ひんしゅく》を買っています。まさに、「また、

変なおじさんが来た」です。

最近、すぐキレる中高年が話題になることがあります。人生経験豊かで、心が円熟しているはずの中高年が怒りっぽくなるのはなぜでしょう。

職場で、家庭で、尊敬されなくなったうっぷんを晴らしているとか、退職して人との会話が少なくなり、コミュニケーション能力が低下するなどにより、些細なことでイライラしたりキレたりすると分析されています。

確かにそれはあるでしょう。しかし、おこりんぼの中高年は昔からいました。数が多くなったので、余計に目立つようになっただけのような気もしますが。

この人たちのほとんどは、炭水化物、特に麺類、パン類の小麦が大好き人間だと想像します。毎日のように、朝から多量の炭水化物を食べている人たちです。血糖値が上がらなくては食べた気がしないので、炭水化物をお腹いっぱい食べます。そして、毎回、ある一定の時間がたつと、血糖値が急降下し、それに合わせて些細なことにカーッとなったり、急に機嫌が悪くなったり、イラッとしたりするのです。

28 目指せ！美しき腸内お花畑

自分に都合の良いことばかり考える人を「脳内、お花畑」なんていいますが、実際に腸の中には、腸内フローラ（腸内お花畑）が存在します。

小腸の下部から大腸にかけて、約100種類の細菌が腸内細菌叢《そう》を形成しています。分別できない細菌を含めると、数万種類いるともいわれています。重さとして、約2キロ。数は……どうやって数えるか見当もつきませんが、数百兆個いるそうです。

この腸内フローラは、乳児のときに形作られ、それ以降ほとんど変わらないこと、一人一人の菌の構成が、指紋のように異なっているのがわかっています。

腸内細菌は、善玉菌、悪玉菌、日和見《ひよりみ》菌の3種類に分けられ、正常な人はそれぞれ、20～30％、10％、60～70％になっています。

善玉菌とは、ビフィズス菌、酵母菌、麹菌、乳酸菌などで、腸内を酸性に保ち、有害な菌を抑え、免疫機能を高める働きをします。悪玉菌は、大腸菌、ウェルシュ菌、ブドウ球菌などでタンパク質やアミノ酸を分解し、アンモニア、インドール、スカトール、硫化水素などの有害物質を作ります。

このどちらでもないものを日和見菌といいますが、これらはケースバイケースで、善玉菌、悪玉菌の両方の味方をします。腸内環境を整えるということは、善玉菌を増やし、悪玉菌を減らすということです。ただ、悪玉菌にも役に立っていることがあり、ゼロにしていいのではありません。最初に述べた、3対1対6の割合が理想なのです。

脳内にあり、精神を安定させるセロトニンは、その大部分が腸内で作られることがわかっています。このセロトニンが脳内に移行するわけではありませんが、腸の神経細胞は独立したネットワークで、自律神経を制御して、睡眠周期、心血管系、認知機能、食欲などを調節しています。

たとえば、下痢や便秘などの大腸の不調は、セロトニン生産が制限され、自律神経を介して脳のストレスになります。セロトニンが不足すると、不安から、情緒が不安定になり、感情が抑えられなくなったり、パニック障害、うつ病の原因になります。

ファストフードやジャンクフードばかり食べている若者が、キレたり、怒ったり、情緒不安定になるのは、小麦などによる血糖値の上昇とともに、腸内環境が悪いことが一因になっているといえるでしょう。

善玉菌を増やすには、

・海藻類（めかぶ、もずく、わかめ、こんぶ、のりなど）
・食物繊維（豆類、ニンジン、ごぼう、おから、きくらげ、しいたけなど）
・発酵食品（味噌、漬物、納豆、ヨーグルトなど）
・オリゴ糖（ヤーコン、きな粉、いんげん、ごぼう、たまねぎなど）

を進んで取るようにしましょう。

この食事は、伝統的な日本食に他なりませんね。

パン、バター、牛乳、ジャム、ベーコン、ハンバーグ、ソーセージ、シリアル、クッキーの代わりに、豆腐、おから、漬け物、きんぴら、納豆、玄米、焼き魚、豆、海藻、きのこを食べなさいということです。

29 「朝、食べない」と何が起こるか？

朝食は、食べたほうがよいのか、食べないほうがよいのか、さまざまな考え方がありますが、朝食を抜くほうがよいという考え方は少数派のようです。

【「朝食は食べたほうがよい」という理論】

▼朝食を食べると胃腸が活発に動き出します。眠っていた体が動き出し、基礎代謝を上昇させ、太りにくい体質になるのです。逆に朝食を抜くと、一時的に飢餓状態になり、次の食事で、栄養の吸収率が上がり、脂肪をため込もうとします。その結果、太りやすい体質になってしまうのです。

▼脳の唯一のエネルギー源は「ブドウ糖」です。脳や臓器は、眠っているときも、活動しています。特に脳はエネルギーである血中のブドウ糖を大量に消費します。朝は、

脳がブドウ糖不足になっていますので、何も食べなければ、午前中は体も脳も動かず、集中力がなくなったり、ボーッとしてしまいます。

▼朝食は、排便をうながします。

▼朝食を抜くと、それだけ摂取する食品の種類が少なくなり、栄養が偏りやすいのです。

▼3食きちんと食べないと、間食や夜食が習慣となり、栄養とカロリーのバランスが崩れます。たとえダイエット中であっても、朝食は食べたほうがよいのです。

▼朝食を抜くと、朝に血圧が上昇し、脳出血を起こしやすくなります。

厚労省は、「3食きちんと食べましょう」と推奨し、マスコミも「朝食はしっかり取りましょう」と勧めています。ほとんどの医療関係者、栄養学者、料理研究家も、同じ意見のようです。

【「朝食は食べないほうがよい」という理論】

朝食を食べたほうがよい、とする意見は否の打ちどころがないように思えます。ただし、これに対する強力な反論が用意されています。

▼脳は、ブドウ糖が不足すると、ケトン体のベーターヒドロキシ酪酸をエネルギーとして用います。エネルギー効率は、ブドウ糖30％に対し、50％と高く、朝食を抜くと、かえって頭がさえスタミナがつきます。いつも朝食を食べている人がたまに食べないと、体に力が入らないとか、頭がボーッとするということがあっても、朝食抜きを10日も続けると、胃腸が休まり、肝臓の機能が亢進し、逆に体力がつくようになります。

▼朝食を食べなくても、水分を取るだけで、排便は促進されます。

▼食生活が乱れるのは、間食をしたり、夕食が遅かったり、夜食をした場合であり、朝には食欲がないので、朝食を食べないほうが合理的なのです。

▼朝食を食べないと、休止期にある胃腸を休め、便通が改善され、カロリーオーバーになりません。実際にたいへん多くの人が朝食を抜くことにより、疲れなくなり、肩こり、立ちくらみ、めまい、頭痛、肌荒れ、冷え性、アトピー性皮膚炎が改善されたという報告があります。もし、朝食を抜くことで体重が激減するタイプの人は、胃腸の消化吸収が悪いか、基礎的な内臓疾患があるかもしれませんので、いきなり抜くの

でなく、徐々に減らすようにします。


どちらが正解なのでしょうか？

そのヒントに、朝食抜きを一歩進めて、1日に1食だけ食べる。あるいは、週に1日程度、完全に絶食する、というのがあります。実際に、1日に1食だけの生活を続けている人は、思ったより多くいて、著名な芸能人やスポーツ選手がこれを実践し、年齢を感じさせないほど、精力的に活躍されています。

その人たちは、異口同音に「体が軽い」「疲れなくなった」「頭がさえている」「全身が若返っている」「血糖値が改善し、持病である痛風も治った」「病気にかかりにくくなった」と語っています。

ある内科医院では、数百人の外来患者に、朝食抜きの食餌指導を行ない、たいへん多くの人に、「糖尿病の改善」「骨密度の増加」「大腸の若返り」「動脈硬化の改善」がみられたといいます。この医院は現在も朝食抜きを指導し、多くの患者が続けているそうです。

「朝食を抜くと、朝に血圧が上昇し、脳出血を起こしやすくなる」

これが本当だとすればたいへんなことです。

これは「岩手県や長野県など8つの県の、45歳から74歳までの8万3000人を13年間にわたって調べた結果、朝食を食べるのが週に2回以下の人は、毎日食べる人に比べて脳出血を発症するリスクが36％高かった」という統計から導き出されたものです。

しかし、これは統計の誤謬《ごびゅう》といわれるものです。アルコール、食べ過ぎ、運動不足などが原因で、明け方に血圧が上昇するのを「早朝高血圧」といいます。多くの人は、生活習慣病から、この早朝高血圧になっている可能性があります。

そして、生活習慣が乱れると、必然的に朝食を取ることは少なくなります。つまり、この統計からわかるのは、朝食抜きと脳出血の関係ではなく、生活習慣が乱れると脳出血リスクが高まるということにすぎません。

小学生で朝食抜きの子は成績が悪いというデータも同様です。朝食抜きの子には、夜更かししている、貧困家庭であるなどさまざまな要因があります。成績の悪さを

「朝食抜き」に起因するものとはできないのです。相関関係があることと、因果関係があることとは次元が異なる問題なのです。

有名な話に、米国コロラド州の結核死亡数の例があります。

全米で、もっとも空気のきれいなコロラド州が、結核による死亡者がダントツで多いという統計です。

その謎は簡単なもので、空気がきれいなため、コロラド州には結核療養所がたくさんあるという理由です。統計を評価する場合は、その裏に隠れている真実を、見極めなければなりません。

日本人のほとんどは、1日3食、食べています。朝食を抜く人は少数派で（2016年度の国民健康栄養調査では、男性14％、女性11％）、1日1食の人はごく稀でしょう。

少し考えてみてください。現在、日本には糖尿病患者が予備軍を含めて2000万人以上います。高血圧の人は数千万人。平均寿命と健康寿命の差は、10年もあります。国民の数人に一人はがんで亡くなります。死因の2番目は心疾患、4番目は脳血管障害です。

「朝食を食べなければ、健康に悪い」「3食きちんと食べましょう」という方。国民の85％以上が健康のために朝食を食べていて、これですか？

もし、国民全員が、朝食を抜いたり、時々は1日1食にしたら、糖尿病、高血圧の患者は大幅に増えますか？

心疾患、脳血管障害での死亡率が上がり、健康寿命はさらに短くなり、がんで死ぬ人は急増するでしょうか？

私には、とてもそうは思えません。すでに述べた事実から、その逆のことが起きるのではないかと想像できます。

あなたは、できるかぎり朝食を抜き、時々は1日1食にして、元気で最高齢者を目指しますか？　それとも、皆と同じように、1日3食しっかり食べて、皆と同じように、糖尿病、高血圧になり、皆と同じように、心臓疾患、脳血管障害で苦しみ、皆と同じように、寿命までの10年間を要介護で過ごしますか？

30 ナッツを毎日食べる人は…

日本で一般的に売られているナッツは、カシューナッツ、くるみ、アーモンド、マカダミアナッツ、ピーカン、ヘーゼルナッツ、ブラジルナッツなどがあります。

ピーナッツがナッツでないことを知ったのは、50歳を過ぎてからでした。それまで「ナッツの詰め合わせ」にピーナッツが入っていることに、何の疑問も感じませんでした。ところが、ピーナッツは、ナッツでなく野菜だというではありませんか。

確かに、そうだ。ピーというのは豆であり、枝豆、インゲン豆、空豆と同じで、ピーナッツ、すなわち南京豆は、野菜に決まっている。枝豆がナッツであると思っている人はいない。ナッツというのは、木の実のことですから。

カニの缶詰にカニカマが入っていれば、詐欺だといってだれでも怒りますね。では、ナッツの詰め合わせに、ピーナッツが入っているのは、詐欺ではないのでしょうか。

「ピーナッツも他の木の実も、値段があまり変わらないので、詐欺にはあたらない」という人は、人生をやり直してほしいものです。これは、金額の問題ではないのです。南京豆にナッツというまぎらわしい名前をつけた人は、全国にスギの植林を進めた人とともに糾弾されなくてはなりません。何十年も騙されたり、苦しまされた責任を取ってもらいます。

とは言ったものの、私のもっとも好きな野菜はピーナッツです。ほとんど毎日、しかも大量に食べています。主食にしてもいいくらい。20歳くらいまで、ひどいニキビに悩まされていた私は、ピーナッツがニキビを悪化させると信じていたため、なるべく食べないようにしていました。

ニキビが出なくなった30歳頃、自由に食べられるようになり、本当にうれしかったことを覚えています。現在では、ニキビの原因は、ピーナッツやチョコレートの脂肪分でなく、小麦などの炭水化物であることがわかっています。炭水化物による血糖値の急上昇で、インシュリンが多量に分泌され、皮脂腺を刺激して、ニキビの原因となるコメドを作るのです。

ニキビの原因は、ピーナッツでなかったとは……責任者は出てきなさい！

ナッツに含まれる不飽和脂肪酸は、動物の油の飽和脂肪酸と大きく異なり、心臓や脳の血管に悪影響をおよぼすことはありません。たとえば、アーモンドに含まれる脂肪分は、65％以上が一価不飽和脂肪酸であるオレイン酸です。飽和脂肪酸は、総脂肪酸のおよそ8％に過ぎません。

2013年のニューイングランドジャーナルに、「ナッツを毎日食べる人は、総死亡率が20％低下する」とのレポートがあります。

これは、医療従事者10万人以上を30年間追跡した大規模な調査で、信頼に値するようです。

ナッツに含まれる、オメガ3、オメガ9の脂肪酸は、悪玉コレステロールを減らし、血液をサラサラにする働きがあります。食物繊維、ビタミン、マグネシウムやカルシウムなどのミネラルも豊富に含まれています。

カロリーが高いので、食べ過ぎに注意し、青魚などに含まれるDHAやEPAと同様に、日常の食事で積極的に取り入れるようにしましょう。

31 血圧を気にしなくなる、たった一つの方法

血圧で一喜一憂しない、唯一の方法があります。この本をここまで読んできた人は、だれでもわかりますよね。実に、簡単な話です。

そうです、血圧を測らなければいいのです。

血圧とは、ポンプである心臓が血液を全身に押し出す力のことです。

血液は、動脈を通じて全身の細胞に酸素や栄養を運び、静脈を通って老廃物などを回収し、再び心臓に戻ってきます。「血圧」とは、心臓から送り出される血液の量と、血管の硬さによって決まります。心拍出量や血管の抵抗が大きくなれば血圧は上がり、その逆で下がります。

最大血圧とは、収縮期血圧で最小血圧とは拡張期血圧のことです。心臓が収縮すると、血管に高い圧力がかかります。これが収縮期血圧で、反対に心臓が拡張すると血

圧はもっとも低くなり、これを拡張期血圧といいます。このように、心臓の動きと直結していますので、血圧はたえず変化しています。

早朝から、徐々に上がり始め、日中の動いているときは高くなり、夕方から夜に下がっていきます。毎日、繰り返されますが、ちょっとした動作や心の動きでも、大きく乱高下します。心臓と脳が連携し、その瞬間瞬間に、全身が必要としている血圧を決めて、そのように動いている、ということです。

高血圧とは、さまざまな原因で、たとえば歳をとり、動脈をはじめとする血管が硬くなり、柔軟性を失うと自動的に血圧を上げるメカニズムが働きます。発熱や下痢と同じように、必要だからそうしているわけで、脳が適当にやっているのではありません。高血圧には、原因不明の「本態性高血圧」と、何かの疾患が原因となる「二次性高血圧」があります。二次性高血圧の原因として、ストレス、塩分の多い食事や、肥満、飲酒や喫煙があります。

私は、ジムでの運動前に、血圧を何度か測ったことがありますが、いつも150mmHg前後でした。これは、健康診断では、「血圧がちょっと高めですので、内科を受診して、降圧剤の処方を受けてください」と馬鹿なことを言われる、ギリギリの値です。

もちろん、その必要はまったくありません。

血圧は測定の仕方だけで、大幅に数値が異なります。手首で測るか上腕で測るか、水銀柱を用いた血圧計とデジタルのもの、寝て測るか座って測るか、血圧を測る看護師さんの美人度などにより、大きく変動します。

したがって、降圧剤を飲んでいる人も飲んでいない人も、日々の血圧の小変動を気にする必要はありません。

高血圧に関しては、聞き捨てならない事実があります。

学会が高血圧の基準値を下げたため、降圧剤の売上げが何千億円も増えたという事実です。これほどの金が動くのであれば、当然、陰謀の臭いがプンプンします。

血圧の基準値（正常値）は、年齢に関係なく１３０mmHgとされてきましたが、これは若者の値であって、高齢者は１４０～１５０mmHgくらいはあるのが普通です。

１９８７年の高血圧の基準値は１８０でした。その後、50も引き下げて１３０にし、健康な高齢者に降圧剤を飲ませていたのです。血圧は年齢とともに変化しますので、正しくは年齢別の基準値を作るべきなのですが、そうはなっていません。

新しい基準では、最高血圧88～147、最低血圧51～90と規定されています。このように、基準が大幅に変わるということ自体、いかにいい加減な数字が独り歩きしていたかということがわかります。

ちなみに、人間ドック学会は、ＢＭＩ指数、悪玉コレステロール値、総コレステロール値、血中中性脂肪値などの基準も、軒並み変更するといっています。すべて、緩める方向に、です。言い換えれば、昔は病気であったものが、正常になるということで、なんとも人を馬鹿にした話です。

降圧剤で血圧を下げますと、血管に詰まった小さな血栓を流せなくなり、脳梗塞になりやすいというデータがあります。また、高齢者は脳の血流が悪くなるため、認知症になる可能性があり、最高血圧を１２５以下に下げますと、ふらついて転倒したり、入浴時に溺死したり、居眠りや意識障害での交通事故に注意が必要です。

最新の降圧剤、ＡＲＢといわれる、アンジオテンシンⅡ受容体拮抗剤は、上位の４

種類だけで、年間売上げ２５００億円を超えています。これらの薬を処方されている患者さんで本当に必要な人は何割くらいでしょう。この薬代はほとんど私たちの税金です。こんなことを知ると、血圧が上がってしまいますね。

大丈夫です。この本のステージをすべてクリアするつもりの人は、基礎的な病気がないかぎり、血圧を測らなくても、ほとんど問題ありません。

高血圧が、年齢＋90なら、ほぼ正常、としてください。血圧で一喜一憂するほうが、よほどストレスになるのです。

32 おしゃれと生きる活力の不思議なカンケイ

男性の場合、歳を感じさせるものの一つに、頭が薄くなっていくことがあります。恋愛や結婚の条件として、顔がイマイチであるとか、背が低いなどは納得の上で、恋愛や結婚をしているわけですが、そのときにふさふさだった髪が、次第に薄くなっていくとしたらどうでしょう。場合により、騙されたと思うかもしれません。

女性は、騙されたことが、暴力を振るわれたと同じほど許せないのです。また、女性は、高価な化粧品、きれいになるはずのサプリメントを飲み、美顔器や健康器具などを駆使し、少しでもきれいになろうと日夜努力しています。

なのに、亭主といえば、自然にまかせたほうがよいと、勝手な理屈で何の努力もせず、日焼けで黒くなり、顔にシミができても気にせず、だらしない格好で外出し、ますます禿げていく。そのことが、彼女をいらだたせ、次第に愛情が薄れていく……という状況になってしまうのです。

巻頭の徒然草の文章を再掲しましょう。

「住み果てぬ世にみにくき姿を待ちえて、何かはせん。命長ければ辱《はじ》多し。長くとも四十に足らぬほどにて死なんこそ、目安かるべけれ」

現代訳は
「人間が永遠に生きないのであれば、醜くなっていく自分を待ってどうしようというのだ。長生きすると恥も多くなる。長くても40歳までに死ぬのが見苦しくないであろう」

となるでしょう。

吉田兼好は「人は必ず歳をとって醜くなるので、長くても40歳になるまでに死ぬべきだ」と言っています。

40歳までに、ですか……。112歳まで生きるつもりだと、その3倍近いですね。醜くさも3倍になったら、彼女に嫌われるかもしれません。どうしましょう。これはもう、美容外科でシワ取り、眼けん下垂、ヒアルロン酸注入などのアンチエイジング

（若返り）手術をするしかないですね。

2009年、内閣府「高齢者の日常生活に関する自意識調査」では、おしゃれをしたいかどうかに、

全体：関心がある　60・2％　関心がない　39・8％
男性：関心がある　47・9％　関心がない　52・1％
女性：関心がある　70・3％　関心がない　29・7％

となっています。

男性の約半分、女性の3分の1が、おしゃれに関心がないとは、もったいないことです。実は関心がないと思っている人も、潜在意識の中では、異性を意識する気持ちが断ち切れず、その葛藤が精神的な苛立ちや鬱積《うっせき》に強い影を落とすようになります。

意識の上下を問わず、男性はいくつになっても若々しくきれいな女性が、女性は格好よく素敵な男性が好きなはずです。なにも、高い金をかける必要はありません。ちょっとした工夫で、おしゃれを演出することができます。

筆者は、インターネットで、1個数十円のブローチピンを大量に買い、タイピンの

頭、片方だけのカフスボタン、壊れたバッジ、2センチ角のコンピューターのICモジュールなどに瞬間接着剤でつけて、タイピンやラペルピン、ブローチを造りました。ネクタイにも、ジャケットにも、バッグにもつけ、皆にうらやましがられています。

同時に、紅葉、果物、てまりなどの、カラフルな日本式手拭いを買い、アスコットタイに合う模様を切り取って、ポケットチーフにしています。

先日のことです。細いピンストライプジャケットに、白い水玉のアスコットタイ、紅葉模様のポケットチーフ、胸にはICモジュールのラペルピンのいで立ちで歩いていたところ、女子高生に「この人、可愛い」と言われました。

「高齢者に向かって、可愛いとはなんだ」と憤慨して、医院に帰り職員に伝えると「先生、それは、かっこいいという意味ですよ」と言うのです。

なんだ、そうか。それなら、喜ぶべきことではないの。

この際です、どんなに歳をとっても、多少は醜くなっても、異性を意識して、おしゃれで可愛い格好をしてみませんか。心の底から、生きる活力が沸々とわいてきますよ。

33 頑張らず、人に頑張れと言わず

「頑張る」にぴったりした英語はないようです。

シチュエーションに応じて、Good luck, Do your best, keep it up, Hanging it there, You can do it. など使われているようですが、どれも「頑張る」とは微妙に違います。

日本語の「頑張る」の本来の意味は「あなたの周りにいる集団や社会のために、自らが犠牲になり、歯を食いしばって力を発揮すること」。

「頑張れ！」は、そのようにしなさい、ということでしょう。

これは、応援という名の、言葉の暴力です。普通に考えても、人が何かをするとき、どの程度の力を出すか、力を振り絞るか振り絞らないかは、そのときの気力や体調などを考えて、その人自身が決めることであって、なんで他人にそんなことを言われなくてはならないのか、です。

「食え！」「走れ！」「頑張れ！」「死ね！」など、人に命令するのはやめてほしいものです。これが長生きに関係があるのかといえば、もちろんあります。

頑張ったり、「頑張れ」と言われるたび、汗が出て、鼻孔が広がり、血圧が上がります。当然、脳梗塞、脳出血、心筋梗塞に直結します。

人に「頑張れ！」と言うのは、応援の名を借りた、強要罪ではないでしょうか。

これは、孫もいないのに、あるいは孫がいるかどうかわからないのに、歳をとった男性を「おじいさん」と呼ぶのと同じようなものです。あなたは将来、自分が孫以外の者に「おじいさん」とか「おばあさん」と呼ばれても許せますか？

医院のスタッフには、患者さんに「おじいさん」とか「おばあさん」と言わないよう伝えています。名前がわかっているのなら、名前で呼ぶべきで、言いやすいからそう呼ぶというのは、一種の犯罪（老人侮辱罪、あるいは横着罪）だと思います。

「おじいさん。頑張って、病気を治しましょうね」

こ、これは、重罪ですよ！

人生において、私がもっとも屈辱を受けた、10年前の出来事を忘れることはできません。山手線の電車で、席を譲られたのです。

「どうぞ、お座りください」と言ったのは、30代くらいの男性でした。

ジムで筋トレを続けて15年。肉体的にも精神的にも青年であると思っていた自分にとって、それは衝撃的な出来事でした。

「あー、若く見えるけど、この人は老人なんだ」という、周囲の人の視線の中で、カーッと頭に血がのぼり、動悸が速まり、体中の力が抜け、あらがう間もなく、へたへたとその場に座り込んでしまいました。

結局、席を譲られた格好になり、勝ち誇ったような青年の満足そうな顔が忘れられません。

それから、6年後。二度目は、熊本の市電です。

譲ろうとしたのは、中国人旅行者で、20歳くらいの男性でした。

このときは、毅然として断ったのですが、しつこく勧めるので、殺意を抑えるのに必死でした。翌日の新聞の
「中国人旅行者を殺害した医師、逮捕。席を譲られたという理不尽な動機で」

という記事とともに、私の人生が終わり、最悪の場合、

「日中戦争、勃発か。熊本の頭のおかしい医師による殺人を契機とし、険悪な関係となっていた中国と、ついに……」

という記事が、頭をよぎりました。

彼は、次の電停（停留所）で降りたので、事なきを得ましたが。

皆様に申しあげます。本当によぼよぼの老人や、腰の曲がった老女、足の不自由な人、妊婦などでなければ、多少、ジジイやババアでも、席を譲るのはやめましょう。人の人生を打ちのめすような老人認定を、笑顔で、いとも軽く、無頓着にしてはいけません。それは、優しさの陰に隠れた高圧的な言葉＝「頑張れ」と同じ意味において、残酷な行為だからです。

「そんな、ばかな。親切でしているのに。非難されるのはおかしい」

と思っているあなた。

そのうちに、必ず思い知るでしょう。あなたが、席を、譲られたときに。

34 すべてを笑い飛ばそう

ここまで、この本を読まれた方、何度か笑いませんでしたか。普通の感覚の持ち主なら、一度は笑ったはずです。実は、真面目に書くべきところを、故意にふざけて書いたのは、そのためなのです。

ここに、この本の深慮遠謀《しんりょえんぼう》が隠されているのです。

笑うことにより、免疫力が上がり、長生きできることは、昔からよくいわれていることです。

科学的には、笑うことによって分泌される、ベーターエンドルフィンというホルモンが、老化を防止し、自然治癒力を高める効果があるとわかっています。１００歳を超え、なおも元気な人は、よく笑い、ユーモアに溢れている、という共通点があるようです。

ある研究チームが、全国の65歳以上の2万人を対象に調べた結果、日常生活で声を出して笑う頻度について、「ほぼ毎日」と答えたのは男性が38％、女性が49％。「ほとんどない」は男性が10％、女性が5％でした。

笑いの頻度と健康状態を分析した結果、よく笑う人の健康状態は、ほとんど笑わない人と比べて、「良い」「非常に良い」と答えた人の割合が、男女とも2倍近く高かったそうです。また、健康状態の自己評価が低い人は、要介護状態や、死亡率が高いとされています。

すなわち、はっきりした医学的根拠は未解明ですが、よく笑う人ほど健康だというのは確実です。最高齢を目指す人は、普段からできるだけ笑うようにしましょう。これは、ステージ1の❷「悲観主義、マイナス思考」で述べたことに通じます。

笑いにも、いろいろあります。なるべく大口を開けて、高笑いをするのが、より健康で長生きできるという報告もありますが、上品な微笑や、心に残るユーモアも、いいものです。

そのあたりの微妙なところを集めてみました。すべて、実話です。

【キャラクターは、笑えます】

以前、大きな病院で雇われ副院長をしていたとき、いつも少しとぼけた看護師と一緒でした。

ある日、診察机の上に、リンゴが置いてあったので

「これは、なんですか？」

と聞くと、彼女は憐れむような顔で、私を見て

「先生。これは、リ・ン・ゴです」。

また、別な日、外出先から電話すると彼女が出たので

「ぼくだけど、院長先生につないでください」

と言うと、受話器の向こうで、

「院長先生。朴さんから電話です」。

入院患者の女の人が、転院するときです。

「おばあちゃん。いい先生のいる病院に行きましょうね」

私の目の前で、そう言いました。

『はい、はい、どうせ、私は悪い先生ですよ』。

迎えのタクシーが来たとき、

「おばあちゃん。お迎えが来ましたよ」

と言って、

「えッ！」

と驚いた患者の家族に怒られていました。


【笑うより、恥ずかしい】


診察室に、退院する患者と、その家族が挨拶に来ました。

「先生、たいへんお世話になりました。これは、つまらないものですが」

差し出された菓子折りを前に
「これは、どうも……」

と頭を掻いていると、横にいた3歳くらいの男の子が

「せんせい。あ・り・が・と・う、は？」

『うっ。は、はい、今度から、言います』

恥ずかしさで、眼前が真っ白になりました。


【笑いたいけど……】


院長の執刀で、患者の顔の小腫瘍《しゅよう》を摘出するときのことです。

局所麻酔をし、いざ切開というときに電話がかかってきました。緊急の用事ということで、院長が廊下の電話に出たのです。

電話で
「なにおッ」

と、相手と喧嘩を始めました。

「このやろう」

「ふざけるな！」

顔を真っ赤にして帰ってきた院長は、

「あのヤロー、殺してやる。看護師さん、メス！」

顔面蒼白になった患者は、手術台で小さく震えていました。

おかしいような、気の毒なような……。


【いつからですか？　その①】


肩が動かないと来院した、52歳の男性。

「いつごろから、肩が上がらなくなりましたか？」

「えーっと。息子の修学旅行のときからです」

「それは、いつのことです」

「たしか、下の娘の、ピアノ発表会の前ですね」


【いつからですか？　その②】


腰が痛いと来院した40歳の男性。

「いつごろから、腰が痛くなりましたか」

「かなり、前です」

「かなり前というと、先月くらいですか」

「いえ、それより、ずっと以前です」

「3、4カ月前ですか」

「もっと、前ですね」

ちょっと、イラついて、

「では、江戸時代ですか」

「いえ、そんなに、昔ではありません」

あわてて、手を振っていました。


ともかく、むかつくことも、嫌なことも、気に入らないことも、むしゃくしゃしたことも、ストレスも、すべて笑い飛ばしましょう。

ステージ3

もはや容赦のない7項

だいぶ、高みに上ってきました。頂上までは、もう少しです。

ステージ3は、人によってはハードルが高いと感じられるでしょうが、なあに、あなたの決断次第で、思ったよりやすやすと乗り越えていけます。

・冠婚葬祭をしない
・がん検診を受けない
・もし、がんになっても、積極的に治療しない
・引きこもりの子には容赦のない対応を
・家庭内で介護をしない
・DV夫（妻）、エネ夫（妻）、不倫夫（妻）、嫁いびり姑とは縁を切る
・無貯金、無年金の親とは別居して、生活保護を受けさせる

あなたが、元気で長生きできれば、あなたの家族、周囲の人、社会全体にとってメリットは計り知れません。

さあ、気を入れていきましょう。

35 冠婚葬祭、お断り

冠とは、成人式のことです。民法が定められた明治29年以前では15歳の元服に由来し、冠を頂く（社会的な役職や参政権を得る）という重要な意味を持っていました。今は20歳になった形式的な行事で、本来の意味は失われています。

「20歳になったら、禁煙する」などと馬鹿なことを言う人がいますが、「100歳になったら暴走族をやる」ぐらいの気迫を持ってほしいものです。

88歳を米寿、90歳を卒寿、99歳を白寿といいます。100歳は百賀《ひゃくが》あるいは百寿《ひゃくじゅ》、あとは、茶寿（108歳）、皇寿《こうじゅ》あるいは川寿（111歳）、珍寿（112歳）、天寿（118歳）、大還暦（120歳）と続きます。

天寿をまっとうした日本人は過去2人です。一人は、120歳で大還暦を祝った、徳之島の泉重千代さん。もう一人は、118歳の小林やそさん。

ふむ。過去の、男性の最高齢者は120歳だったのですね。これは、相当ハードルが高そうです。私が120歳なら、家内のほうが先に逝ってしまうかもしれません。それでは意味がないわけで、私は初心のとおり、112歳の珍寿で我慢します。

2017年の女性の最高齢の方は、117歳でした。彼女には、玄孫《やしゃご》の子どもに当たる来孫《らいそん》が4人いるそうです。来孫なんて聞いたことはありませんね。それだけ稀有なことで、おめでたい限りです。来孫の次は、昆孫《こんそん》、仍孫《じょうそん》と続きますが、将来的にも現れるのは難しいでしょう。

ちなみに、男性では、ひいひいじいさんにあたる「高祖父」の次は、決まったものはなく、「高祖父の父」あるいは「5世の祖」というそうです（これが、来孫からみた、おじいさんにあたります）。以下、「高祖父の祖父」あるいは「6世の祖」……と続きます。

なるほど、私が112歳まで生きるとすれば、来孫に巡り会えるかもしれません。

「早く、孫の顔が見たい」という方。望みが低くないですか？

ぜひ、「来孫の顔が見たい」にしてください。もっとも、来年のことを言うと鬼が笑うといいますが、来孫のことを言うと、閻魔大王に笑われそうですが。

結婚式ほど、不毛な儀式はありません。

「健やかなるときも、病めるときも、喜びのときも、悲しみのときも……、その命ある限り、真心を尽くすことを誓いますか？」

「誓います」と言って離婚する人が、あとを絶たないのはおかしな話です。神に誓うということは、こんなに軽いことでしょうか。式を挙げなくても、要するに神に誓わなくても、仲良く生涯を共にする人も多いはずです。それなら結婚式を挙げる意味はありませんね。

今の家内と入籍する前のことです。28歳の淑女の彼女は、「ウエディングドレスを着たい」と言っていました。私としては、式場で老醜を晒《さら》すのは避けたいので、式を挙げないことを告げるチャンスをうかがっていました。

ある夜、胡坐《あぐら》をかいて酎ハイ片手に、

「コラッ。しっかり打たんかい！」

と大声で野球を応援している、おじさんの彼女にその旨を告げると、「それで、よか」という豪快な返事があり、小さくガッツポーズをしたものです。これで、「皆さま。ただいま、新郎……いえ、新婦とお父様が来場されました」（会場笑い）「えっ？　違うの……たいへん失礼いたしました。皆さま。新婦とおじい様でした」（会場爆笑）

で、悪夢から目が覚める……という不安がなくなり、安堵のため息をついたものです。どちらかがバツイチ以上か、70歳以上の場合、結婚式は挙げてはいけない、と法律で定めるべきではないでしょうか。

「葬」は、遺体納棺から葬儀、火葬、納骨までのいわゆる葬式をいいます。

私の場合は、葬式などは一切しないよう伝えています。焼き場での遺灰はトイレに流してもらうつもりでしたが、この灰は産業廃棄物にあたるそうで、トイレには流せないと聞きました。それでは、埋め立てでもなんでもしてください、と言っています。

火葬の灰は、自らの体を構成していた有機物の燃えカスであり、まったく何の意味も価値もないものです。宇宙葬、散骨、埋葬などをする意味がわかりません。どのような立派な墓を建てても、たかだか1万年ほどで崩壊し、跡形もなく消えてしまうでしょう。

しかし、自分を構成していた物質は、小さくバラバラになるだけで、永遠に残ります。パンスペルミア理論ではありませんが、太陽が赤色巨星になる50億年くらいは、地球にとどまります。それ以降は、燃え尽きた太陽が爆発しますので、小さな塵《ちり》となって空間に散らばり、未来永劫、宇宙を漂うでしょう。

何もしなくても、宇宙と一体になれるのです。

「祭」とは、法事やお盆など先祖の霊を祭ることをさします。先祖の霊を祭ることで縁者を集め、互いの絆を深めて繁栄を目指す、という行事です。お盆などに帰省して、祖先の墓まいりをするのは、日本人の精神的な基調をなしています。

もちろん、葬も祭も、したい人はすればよいのであって、しないからといって何がどう変わるものではありません。すべては、残った人の形のない意識の底に秘められるだけで、墓石や仏壇、位牌は、その意識の一つの形の表象にしかすぎないのです。

また、このような葬祭は、冒頭の徒然草の一文、「人は、長くても40歳になるまでに死ぬことを目安とするべきであろう」の時代の遺物だともいえるでしょう。

当時、だれもが80歳を超えて生きる世の中ではありませんでした。30、40歳で死ぬのが普通で、現在のように10年以上も寝たきりの人や、90歳や１００歳の老人は、ほぼ皆無でした。お盆で帰ってきてほしいのは、若くして亡くなった身内であり、極めて珍しい70歳まで生きた祖先を敬うための儀式でした。お盆に帰ってきた霊が、認知症になって、いつまでも墓場をさまようとしたら、呼び出した人は困りますね。

こういった日本の基調をなす伝統的な文化が、時代の推移とともに、次第にすたれていくのは寂しいですが、やむを得ないことなのかもしれません。


冠婚葬祭を避けることにより、ストレス、時間の制約、無意味な絆や葛藤、金銭的負担などを無縁のものにすることができます。あなたが元気で容赦なく最高齢者を目指すのであれば、冠婚葬祭の呪縛から、自らを解き放つべきです。

36 がん検診を受けるお人好しさんへ

がんを一言でいうと、細胞分裂の際のコピーミス、あるいはプログラムミスです。このミスにより、役に立たない細胞が急速に増大して、元の臓器の細胞と置き換わり、いろいろな不具合が生じる、ということです。白血病のような血液のがん、非上皮細胞からできる、筋肉や骨の肉腫も同じことです。

がん自体が毒素を出すというのもありますが、ほとんどの場合、がんの増大とともに、元の臓器が働かなくなり、死に至るわけです。本来の細胞より、増殖のスピードは速いのですが、細胞のサイズが1センチの大きさになるまで、10年かかるといわれています。

がん検診でも発見されないような数ミリ以下の小さながん、上皮内にとどまっているがん、顕微鏡レベルのいわばがんの卵などは、自然に消滅していることが多いのです。がん細胞ができれば、必ず大きくなるというものではありません。

人間ドックで、「ごく初期のがんを奇跡的に発見でき、手術で治りました。ラッキー！」という方は、本当にお人好しなのです。

人間ドックとタイアップしている医療機関が、もし見つけたがんを治療しなかったらどうなるか、放置したらどうなるかなど、一円にもならないことを考えるはずがありません。必ず、抗がん剤治療、放射線治療、手術をされます。そうしない選択肢は、最初からないのです。あれば、人間ドックなどやっていません。

当然、ごく初期のがんですから、手術も簡単で、経過も良好です。

「早期発見できて、よかった。これで安心です。感謝します」

お人好しの二段重ねですね。

もし、がん検診をせず、10年後に、がんが1センチ程度になったとき発見され、同じ手術と抗がん剤治療をした場合、早期発見のほうが長生きできていたという結論は、どこをどうひっくり返しても出てこないのです。放置していれば消えているかもしれない、ごく初期のがんを発見し、手術するメリットがどこにあるのでしょうか。医原病のことを思い出してください。

交通事故で死んだ80歳以上の男性を解剖すると、半数近くに前立腺がんが見つかるというデータがあります。これくらいの歳になると、がんの発育も緩やかになり、寿命を共にするだけの存在となります。高齢になると、とりたてて発見して、手術をする必要もないのです。そのほうが、手術や、強力な抗がん剤治療で、寿命を縮めることもありません。

乳がん、および子宮頸がん検診はアメリカ、イギリス、ドイツ、カナダなどで、大腸がん検診もイギリス、フランス、ドイツなどで行なわれていますが、行なっていない国のほうが、はるかに多いのです。また、それ以外のがん、たとえば、肺がん、胃がん、前立腺がんなどは、有効性がないという理由でがん検診などまったく行なわれていません。

日本だけが、このようながん検診を行なっているという特殊な状況にあります。ここにも、医療機関の経済的理由や、〝健診ワールド〟（医師、看護師、検査技師、健診機器メーカー、データ処理会社など健康診断を生業としている関係者の寄り集まり）の存在が大きく影を落としています。

彼らは、がん検診をした人にがんが見つかり、いろいろな手術や抗がん剤治療を施されて、どんなに寿命が縮もうが、手術のあと数カ月で死んでしまおうが、知ったことではないのです。

教会で、永遠の愛を神に誓った二人がその後、憎しみ合い離婚しても、牧師さんは知ったことではないのと同じでしょうか。

「将来、愛さなくなったら、早めに別れましょう」

教会で神に紹介されたのですから、せめてこれくらいは言ってほしかった。

37 医者の言うことを信じない

前項の続きとなります。

万一、間違ってがん検診を受けたり、他の症状で病院を受診して、がんと診断されたとき、その後の医者の言うことをそのまま信じてはいけません。とりあえずは、積極的に治療しないことを伝えておきましょう。

それは、以下に述べる理由があるからです。

『あなたの癌は、がんもどき』（梧桐書院）という本があります。

慶応大学放射線科の近藤誠先生の著述です。

この本の近藤先生の主張を要約するとこうなります。

「がんは、本物のがんと、形は似ているが比較的安全な『がんもどき』の二種類がある。がんは、最新の診断で発見した時点で、転移しているか（本物のがん）、転移していないか（がんもどき）に分かれる。がんもどきを放置していても、転移したりしない。がん検診などで発見する小さながんは、ほとんどがんもどきであり、早期発見をしたから、手術して助かったというのは、まやかしである。多少、放置していても、結果は変わらない。検診のときにすでに転移しているがんは、治療が極めて困難で、助からないケースが多い。これはすべてのがん検診で、早期発見率が上がっても、そのがんの死亡率が下がっていないことから、がん検診が意味を持たないことは容易に類推できる」

世の中には、少数の近藤派と、大多数の否定派がいます。

この理論の骨子は、「発見のときに転移していないがんは、放置して大きくなっても、他の臓器に転移することはない」ということです。

これは、医療機関にとっては、極めて不都合なことです。「早期発見、早期治療」がうたい文句の、現代のがん治療を根本から覆すものです。

ネットでも本でも、近藤理論への反対意見が噴出しています。多くは、がん治療に従事する医療関係者です。自分のメシの種を否定されるのですから、当然、命を張って否定しようとします。

私は、近藤先生の信奉者ではないのですが、近藤理論を否定する、さまざまな意見を読んでみても、納得できるものがほとんどない、という事実に驚いています。どちらを取るかといえば、近藤理論がより正しいと思わざるを得ないのです。

真実はどこにあるのでしょうか？

それには「最初は転移していなかったがんが、放置して大きくなるにつれ、他臓器への転移が起こった」という症例を調べれば、ある程度は類推できます。

ところが、どこをどう探しても、そのような症例はほとんど報告されていません。「ほとんど」といったのは、ごくわずかですが、あるにはあります。

45年前の報告で、データ数は30人ほど。胃がんを放置して、進行がんになったかどうか調べたケース。結局は、３人を除いて手術をしたが、そのときに進行がんになっていたかどうかは不明となっています。不明とあるからには、進行がんになってはいなかった、とも推定できます。

１９７２年、第31回日本がん学会で、大阪大学内科が、全国の大学病院や主要医療機関の協力のもとに、128例のがんの自然退縮、およびそれに準ずる内容の報告をしています。何の治療をしなくても、かなりの数のがんが自然消滅しているという事実。

こんなに自然消退したのでは、手術を勧めることもできませんね。さすがに、これは、自分の首を自分で絞めると気づいたのか、これ以来、45年間、同様の調査はされていません。

▼1993年の東京都のがん検診センターのデータでは、早期がんの16人中15人は約2年から12年ぐらいずっと早期がんのままで留まっていた。

▼1978年の京都府立医科大学のデータでは15人の早期胃がんを観察したが、どれも進行がんにならなかった。

以上のような報告があります。

普通に考えると、あるステージのがんを、なるべく多く、できれば数百例を、抗がん剤治療、手術、放射線療法などで治療した場合と、治療しなかった場合を比較して、どちらがどうなったかの結果が得られてはじめて、その治療がどれだけの効果があったか、がんが大きくなるにつれて他の臓器に転移したかどうか、がわかるはずです。

ある雑誌の対談で、

「がんを発見して治療をした場合と、しなかった場合とを比較したデータが、ほとんどない」

とつっこまれた若手の外科医が
「データがないのは、がんを発見して治療をしないのは、医者の倫理としてできないからだ」

と反論しました。

瞬間、これはダメだ、と思いました。

冷徹な医学的データの有無を論じているところに、定義さえも明らかでない「医者の倫理」が出ますかね。「倫理」とは聞こえがいいものの、医学と直接関係がない点において、哲学、経済、感情、体調と同じようなものです。どうせなら、「医者の経済としてできない」と、潔く言ってほしかった。

空き巣に入った泥棒が、現金を目にして「現金を目にして盗まないのは、泥棒の倫理としてできない」と言っても、家主は怒るだけです。

がんの手術をして、すぐに患者が死んだ場合と、手術しなければ、はるかに長生きできた可能性との二つのはざまで、この医師の倫理はどのような整合性を得るのでしょうか。

「死んじゃったから仕方ない」では、患者は怒ります。有名人、芸能人の例を見るまでもなく、このケースは結構多いと思われます。

どんな転移性のがんでも、それまで比較的元気な人が手術して2、3カ月後に死ぬことがあるでしょうか。

このように、比較するデータがほとんどないので、手術や抗がん剤治療が、あるステージのがんにどれだけ延命効果があるか、何もしないほうがよいのか、本当のところはだれもわからない、というお寒い結論に達するしかないのです。

実は外国には、がんを発見して放置したグループと、抗がん剤などで治療を行なったグループを比較したデータが少なからずあります。さすがは個人主義の国で、宗教的理由や、個人の人生哲学において、手術を断り、治療を拒んだ人がいくらでもいるようです。

多くのデータが、何も治療しない人の寿命が、抗がん剤、手術、その併用の治療より、はるかに長いことを示しています。

別のデータでは、「治療によりがんでの死亡率は下がったが、総死亡率は高くなっているケースも多い」とありました。

がんでは死ななかったが、他の病気で死ぬ可能性が高くなったわけです。これでは、延命効果どころか、寿命が縮んだことになりますね。

「がんは治ったが、患者は死んだ」では、苦しい手術や抗がん剤治療を受ける意味がありません。

厚生労働省が認可しているがん治療薬は、10％でも20％でもがんが縮小したという事実だけで効果があったとされています。普通に考えれば、到底納得できない結論ですが、少なくとも比較検討はされています。

２０１７年度の医師、薬剤師のアンケートでは、自分ががんになったとき、抗がん剤を使わないという人が25％いました。理由は、「根治しない」「時間の無駄」「副作用が強い」などでした。患者には、100％使用するのですが……。

ただ、最近話題になっている、オプジーボ、キートルーダーなどの免疫チェックポイント阻害薬は、高額なことは別にして、それなりに実績を上げています。悪性黒色腫、ホジキンリンパ腫、腎がんなど5つが保険適応になっています。従来の抗がん剤と比較して、副作用が少ないということですが、効くのは10人に2人程度といわれています。

また、がんは大きくなるといろいろな臓器を圧迫したり、周辺の組織に浸潤したりして、強い症状が出ることもあります。このような場合は、手術などを受けるべきで、すべて自然に任せ、放置していいわけではありません。

最新のテクノロジーで、がん細胞のDNAを解析し、ピンポイントで効く抗がん剤を見つける「ゲノム医療」の研究がなされています。全国的な規模で、臨床試験が行なわれていて、いくつかの末期がんで、がん細胞の急激な縮小を見たという報告もあります。ただし、がん細胞が消えるわけでもなく、ゲノムが特定できても、有効な治療薬が見つかるわけでもないので、将来を待つしかないようです。

ＡＹＡ（Adolescent and Young Adult）、思春期、若年成人のがんは、別に考えたほうがよいでしょう。ＡＹＡがんは、白血病と悪性リンパ腫が30％を占め、抗がん剤によく反応します。残りの40％の、脳腫瘍、骨、軟部腫瘍は、治療の効果があまり期待できません。また、この時期での、抗がん剤、Ｘ線照射治療は不妊の原因になり、特別な配慮が必要です。

現時点でいえるのは、医原病のリスクを考えると、がんと診断されても、積極的に治療しないほうが、より長生きできる可能性が大きいと思われます。

38 容赦なき引きこもり対策、教えます

ここからの4つの項目は、主に人間関係の束縛を解放するための方法です。

人間は、生まれたときから死ぬまで、完全に自由であるべきです。だれも理由なく、他人の自由を奪うことは許されません。犯罪を犯したときに、自由を奪うことが最大の罰として、刑務所で拘束されるのはそのためです。

ある状況下で、たとえば成人するまで保護者の庇護、学校での集団生活、家族との共同生活、職場などにおいて、ある程度の自由を制限されるのは、容認されるべきでしょう。

それ以外では、あなたが真に愛する人だけに、自らの自由を差し出すことが許されていいのです。ただし、「真に」です。これは、夫婦である、親子である、兄弟姉妹である、親戚であるという、社会的な状況とは無関係です。

「親子だから仕方ない」「とてもそんなことはできない」「家族を見捨てるなんて」と思っているあなた。無理だとか、できないとか、仕方ないことは何もないのです。真に愛するもの以外に、自由であるべきあなたが、どのような理由があっても、拘束されていい道理はありません。

現在日本には、15〜39歳の「引きこもり」は、54万人います。統計に表れない、40歳以上は、１００万人を超えるといわれています。年齢別では、40歳代がもっとも多く、以下、30歳代、50歳代、20歳代、60歳代と続きます。近年、50歳代の数が急増しているのは、引きこもりへの対策が無力であることの証拠です。

引きこもっている年数は、10年以上、５〜10年、３年〜５年の順で、長期化していることがわかります。引きこもりの原因としては、うつ病などの基礎的な病気、不登校の続きとして、失業、就労困難、金銭問題、親との確執、仕事をしたくないなどがあります。

このように、引きこもりは、さまざまな要因が複雑に絡みあい、１００万人の引きこもりの治療には、100万通りのレシピが必要になります。また、レシピを誤れば、取り返しのつかない事態ともなり、対応に苦慮しているのが現実です。

引きこもりで悩んでいる家庭は、本人を含め、肉体的にも、精神的にも、たいへんつらい時間を過ごしているはずです。そのような強いストレスのもとでは、とても長寿を望むことはできません。

投薬で効果が期待できない病気には、痛みと出血を伴う手術が必要になることもあります。引きこもりは、病気ではないかもしれませんが、根治的な治療法を考察してみました。

引きこもりの子どもが、息子だとします（男女の割合は6対4といわれています）。その原因の一つは、父親と息子の心のパイプが、梗塞《こうそく》していることにあるかもしれません。脳や心臓の血管が詰まる脳梗塞、心筋梗塞と同じメカニズムです。

このケースでは、長期にわたり納得がいくまで、カウンセリングを受ける必要があります。

「そうはいっても、部屋から出てこないのです」「カウンセラーに会おうともしません」「ドアを強引に開けると、暴れたりするのです」と思案顔の父親が答えます。

そうではありません。お父さん、まずあなた自身が、最初にカウンセリングを受けるべきなのです。

引きこもりのことを詳しく調べると、その原因の共通項目に「父親の心の引きこもり」があるのではないか、と思い当たりました。

さまざまな原因で、父親が息子に心を閉ざしているのではないか。父親の潜在意識の中に、「引きこもり息子VS自分の老後の心配」という構図ができあがっているのではないかと思えるのです。

「なぜ、働かない」「早く自立しなければだめだ」「いつまで部屋にいるのだ」などと口ではうるさく言ったり、干渉したりするのですが、本音は自らの保身が第一で、親が持つべき、子どもに対する無償の愛とは程遠いものです。

引きこもっている息子は、もともと感受性が鋭いので、そのことをわかっています。

だからこそ、ますます心を閉ざすことになるのです。

彼が必要としているのは、「心配している」という名のもとの説得や干渉でなく、無垢《むく》の愛情であり、保護であるのですから、痛みを伴っても、互いの本音をぶつけあう気概が必要なのです。

その気概を得るためのカウンセリングです。この方法により、梗塞している二人の心のパイプを、再疎通《そつう》することができれば、熱い血が再び流れ始めます。病状が回復するのは時間の問題でしょう。

さまざまな引きこもり関連の書籍を調べ、夫婦仲がよい家庭で、子どもが引きこもることはほとんどない、という事実に行き当たりました。

両親、特に父親が原因の引きこもりには、愛情を持って、しかし、互いに刺し違えるほどの覚悟で、子どもと向き合わなければなりません。これが、最良の方法であると信じています。

引きこもりの解決は、このように困難を極めます。しかし、これを乗り越えなければ、互いにどれほど寿命が縮まるか計り知れません。

なるべく早く、しかも容赦なく実行すべきなのです。

39 「家庭内介護」拒否のススメ

なぜ人は、要介護状態になるのでしょうか？

2013年の国民生活基礎調査によれば、要介護の原因として、①脳血管障害、②認知症、③高齢による衰弱、④転倒、骨折、⑤関節疾患……と続き、その後に、心疾患、パーキンソン病、糖尿病、呼吸器疾患、がん、脊髄損傷、視覚、聴覚疾患となっています。

あなたが最高齢者を目指すのなら、家庭内介護をしている人は、なるべく早く、できればただちにやめるべきです。

「世話になった母（父）を一人にするのがかわいそう」

「できるだけ長く、住み慣れた自宅で介護したい」

「本人が自宅から出たくないと言っているから、仕方なく」

「親子の情として、最後まで見届けてやりたい」

理由はさまざまでしょうが、それぞれの思いはまったくそのとおりで、他人が口を挟むことはできません。しかし、介護の段階が上がるにつれて、介護するほうもされるほうも、非常に強いストレスを受けます。

【要介護1】排せつや入浴など、部分的な介護が必要な状態。

【要介護2】歩行や起き上がりなど、部分的な介護が必要な状態。

【要介護3】立ち上がりや歩行が自力ではできず、排泄や入浴、衣服の着脱などにもほぼ全面的な介護が必要な状態。

【要介護4】日常生活ほぼ全般を介護なしで行なうことが困難な状態。

【要介護5】意思の伝達も困難になり、介護無しで日常生活を送ることが不可能な状態。

要介護3以上の人を介護するには、筆舌に尽くしがたい精神的、肉体的苦労を伴います。人間の体は、力を抜いた状態では、驚くほど重いのです。体位の変換、着替え、ベッドから車いす、ベッドからストレッチャー、どれも非常に体力を要し、腰痛、筋肉痛、関節痛の原因となります。

ギックリ腰のことを、ドイツ語で「魔女の一撃」（Hexenschuss）といいます。いいえて妙ですが、昔から、介護職員の持病は腰痛と決まっています。若い人は椎間板ヘルニアになり、手術が必要な場合もあります。歳をとると、変形性の脊椎症、脊椎の圧迫骨折、脊椎すべり症などになり、仕事をあきらめたという方もたくさんいるでしょう。これは、家庭内で介護する人にも、そのまま当てはまります。

介護をする期間がはっきりしないというのも問題になります。最近の調査によれば、介護期間は、2年未満：27％、2〜4年：26％、4〜10年：34％、10年以上：13％でした。4年以上が半数近くを占めます。介護に慣れていない人なら、1週間程度で音をあげてしまうでしょう。たいへん多くの人が、このように長い間、介護に携わっていることに頭が下がります。

自分の子どもが成人するまで保護するのは親の義務ですが、年老いた親を扶養、介護する義務はあるのでしょうか？

法律（民法878条）には、親子、祖父母と孫、兄弟姉妹、夫婦のいずれかで、独力で生活できない場合、その人を扶養することが義務づけられています。自分の生活から、経済的に可能な範囲内で扶養すればよいというのが一般的な考えです。子どもに経済的余裕がなければ、親の世話を強制できないことになります。

だれが親の面倒を見るかということは、法律の規定はなく、子ども全員が話し合いで決めるべき問題です。

経済的余裕がまったくないか、多少あっても、仕事のため親を介護することができないという場合もあるでしょう。そのようなケースでは、介護サービスに生活援助や身体介護を依頼することができます。介護保険で、自己負担は1割だけです（収入により2割の場合も）。また、老人ホームなどの介護サービスを利用する場合は、収入に応じて自己負担限度額が定められています。それでも経済的に厳しいという場合は、生活保護などの行政支援に頼るという道も残されています。

多くの高齢者は、介護状態になっても自宅で暮らしたいとの希望があり、最近では、混合介護の規制を緩めようという動きもあります。現在では、介護保険が使えない、同居人の部屋の掃除、洗濯、窓ふき、ペットの世話などの自費部分を、保険対象に組み入れるというものです。

自宅で、祖父母、両親、義理の両親を介護したいのであれば、混合介護のルール改正は、強い味方になるでしょう。市町村の窓口か、地域の包括支援センターに相談し、自分に合うケアマネージャーを探してもらいましょう。要介護度が上がれば、それだけ他の病気を合併し、サービスが多くの業種にわたりますので、ケアマネージャーに対応を頼むのがよいでしょう。

しかし、最高齢者を目指すあなた。介護する人が、本当にあなたの愛する人でなければ、自らの寿命を縮める可能性の高い自宅介護は、なんとしても避けなければなりません。

年余にわたる介護は、拘束される時間軸の中で、非常に強いストレスと精神的な葛藤により、あなたの心と体をひどく蝕《むしば》みます。介護保険ですべてを賄えない現実では、経済的な問題も出てくるでしょう。介護のために仕事を辞めるという介護離職は、できるだけ避けなければなりません。それは将来、必ずあなた自身の問題として、大きく跳ね返ってくるからです。介護による親子破産、介護殺人、介護心中という忌まわしい出来事も、現実のものとなっています。そのような状態では、とても100歳を超えて生きることは難しいでしょう。

あなたが経済的に独立したあと、なるべく早い時期に、両親に対して「将来、要介護状態になっても介護しない」ことをはっきりと伝えておくべきです。両親は怒るかもしれません。親子の仲が険悪になることもあるでしょう。しかし、一歩も譲ることなく、このことは明確にさせておくべきなのです。

また、義父、義母の介護は、実子である子どもがやるべきで、その配偶者には法律で定める義務はありません。

お嫁さんが「義父や義母の介護はしません」と言えば、だれも強制できないのです。義両親の介護拒否は、離婚の構成要素には入っていません。逆に、あなたに、他人を介護するよう、強要できる法律はありません。実子である配偶者にやってもらえばいいわけです。

義両親が元気なうちに、将来、介護しないことを告げましょう。

一番よいのは、結婚する前に、そのことを伝えるべきです。それで、結婚が破談になるのであれば、そのような配偶者とは、縁がなかったとあきらめるべきです。でなければ、将来あなたは義両親の介護人として認定される可能性があります。

実は、まだ元気なうちにこのように、介護を放棄することを宣言すれば、両親、義両親は心穏やかでなくなります。手足が不自由になれば、将来、介護施設に入れられると焦るはずです。

これは、うかうかしておられない。気を引き締め、禁煙し、飲酒を控えめにし、食事に気をつけ、食べ過ぎに注意し、運動し、できるだけ歩き……と、今までとうってかわった、健康な日常生活を送ろうとするに違いありません。当然、要介護になるリスクは大幅に減少し、家族、義家族ともども長く元気な生活を送ることができるでしょう。

実は、これが、宣言の目的です。

政府が総力をあげて、要介護者の減少に努めるべきです。介護保険制度を充実させるよりも、国民を健康的な生活に導くよう総力をあげ、要介護になる人の数を激減しなくてはなりません。それは、国の責務です。そのためには、「生活習慣病を防ぎましょう」というパンフレットを撒布したり、健康診断、がん検診など、健診業界を潤すだけの政策から転換し、国民を健康に導くための、根本的な改革が求められているのです。

そこで私は以下のことを提案します。

【政府が行なうべき政策】

▼マラソン、トライアスロン、連続１００キロを超えるような歩行や、早食い・大食い大会の禁止。

国や、地方自治体がマラソン大会を開催するのは、国民に、喫煙を推奨するようなものです。

▼「個人の感想です」と宣伝している健康食品の販売禁止。

▼馬に食わせるほど薬を処方する医師の実名公表。

「馬に食わせる」の量の定義ははっきりしませんが、だいたい15種類以上でしょうか。薬だけで、お腹いっぱいになります。それだけ飲めば、どんなに健康な人も、たちまち病気になるでしょう。病状が長引けば長引くほど、病院は儲かるといってもこれではつらすぎます。降圧剤、抗うつ剤、導眠剤、コレステロールを下げる薬など、本当にそれだけ出す必要があるのか、厳しく査定されるべきです。

▼60歳以上で普通に歩ける人にデジタル万歩計を持たせ、歩数10歩あたり2円を、1日2000円、1カ月5万円を限度に支給します。

これを「歩合」といいます。

当然、多くの人が、1日1万歩、1カ月5万円を目指して歩くでしょう。そうなれば、生活習慣病、特に糖尿病、脳梗塞、心筋梗塞の患者が減り、要介護者が激減します。自動車、ガソリンなどは売上げを落としますが、ウォーキング関連の、さまざまな業種が活況を呈します。5万円の財源は医療費、介護費用が減るので、減少分をあてれば、おつりが来るでしょう。ぐーたらな金持ちが病に倒れ、年金生活者は溜飲を下げることができます。

▼現行のラジオ体操の代わりに、下半身の運動（ストレッチング、スクワットなど）を取り入れた新しい体操を作り、高齢者に広めます。ラジオ体操という名称は古いので、インスタ体操か、ＳＮＳ体操なんて、いかがですか。すればするほど、仮想通貨がもらえるビットコ体操もいいですね。

さらに荒唐無稽ですが、刑務所内に養護老人ホームや介護施設を併設し、受刑者に介護させるというのはどうでしょう。死刑を廃止し、無期刑、懲役刑のかわりに、無期介護刑、介護刑25年とかにすればいいのです。懲役刑と併用する方法もあります。

懲役３年。介護８年。

無期介護刑が死刑より、はるかに過酷であることは、介護の経験者ならよくわかるでしょう。それほど、介護するというのは、厳しく重いことなのです。

「わしゃ、老人の下《しも》の世話なんか、せんけんのう」と嫌がる、どこかの組長といえども、法律に基づいて強制的にさせられます。

拒否をすれば、１日中正座などの厳しい懲罰が待っています。たとえ、介護刑３年

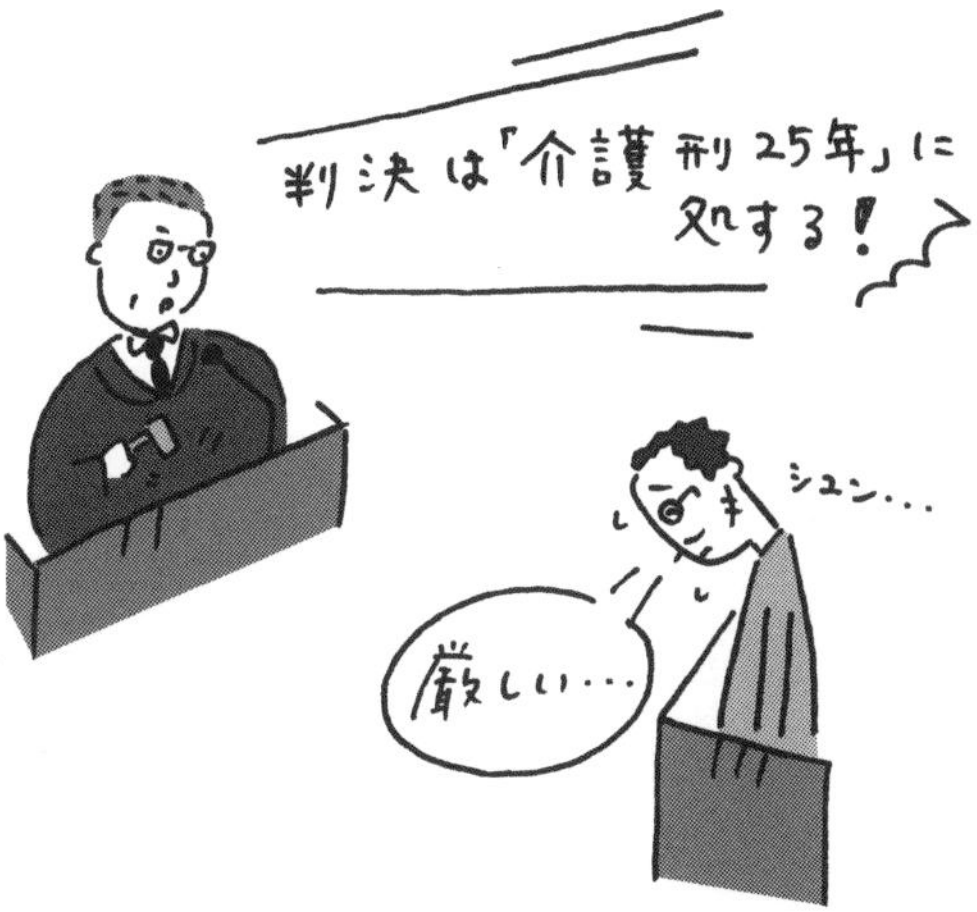

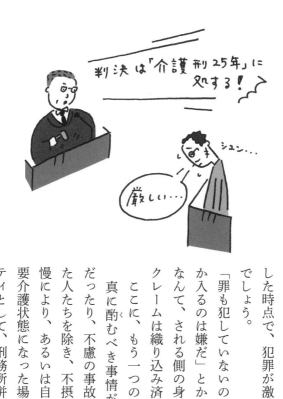

の短期であっても、そのつらさを社会が共有した時点で、犯罪が激減するのは間違いないでしょう。

「罪も犯していないのに、刑務所ホームなんか入るのは嫌だ」とか「受刑者に介護されるなんて、される側の身になってみろ」というクレームは織り込み済みです。

ここに、もう一つの狙いがあります。

真に酌《く》むべき事情があったり、不可抗力だったり、不慮の事故により、要介護になった人たちを除き、不摂生の果てに、怠惰と怠慢により、あるいは自己管理の甘さにより、要介護状態になった場合だけ、一種のペナルティとして、刑務所併設介護ホームに入るようにします。

そうはいっても、犯罪者扱いでは、決してありません。快適な居住と、手厚い介護が保証されます。食事はヘルシーですし、多くの懲りない人々は、心は優しいのです。スリルを味わうことも、安楽死を望むこともできます。その設備は完璧に整っています。それでも、入るのは嫌ですね。

当然、だれもが、食べ過ぎ、飲み過ぎに注意し、規則正しい生活をし、運動で体を鍛え、身ぎれいにし、図書館で本を読み、なるべく歩き、喫煙をやめ、ギャンブルも中止し、健康に気を配り、溌剌とした人生を楽しむことができるはずです。

要介護になる人が激減するのは、いうまでもないでしょう。「老人ホームに入るのは、嫌だ」と駄々をこねていた多くの方が「老人ホームなら、入ってもよい」と言うようになり、子ども世帯は肩の荷が下ります。

「馬鹿にするな。そんなことは、実現不可能だ」とおっしゃる方。

いえ、実現は可能です。政府が、やるかどうかの問題にかかっています。刑務所ホームの設立を妨げるものは、何もありません。

確かに、要介護の人が激減したとしても、受刑者の、何十倍もの数になるでしょう。介護刑者の介護放棄、介護刑者の介護殺人、高齢の介護刑者が要介護になるなどの、ややこしい問題も起きるかもしれません。しかし、今後、急激に増加する、介護難民、老々介護、忍々介護、介護離職、介護放棄、介護による親子同時破産や一家心中、介護施設や介護職員の確保、認知症による暴力や徘徊、漂流老人、医療費の急増による財政破綻……。

本来なら祝福されるべき長寿を悪夢に変えるこれらの問題を、解決する方法があるでしょうか。残された時間はそんなにありません。すべての人の眼前に迫っている危機なのです。そのためには、「刑務所ホーム」の創設など、真にドラスティックな改革が求められているのです。

非常識なコラム②――「エッテステューパ」と「エッテクルッバ」

この二つの単語は、ネットで調べてもほとんど出てきません。現在では、福祉国家であるスウェーデンの黎明期、1950年代、いわばスウェーデン版の姥捨山《うばすて》に近い故事です。エッテステューパとは、スウェーデンにあるフィヨルドの崖のことです。

高齢になり動けなくなった老人を、エッテステューパの崖に連れていき、親戚一同で、長い竿により崖から突き落とした故事に由来します。竿を親戚一同で持つのが工夫で、全員で行なうことにより、一人一人の罪の意識が軽減されるわけです。

エッテクルッバとは、大きなこん棒のことで、動けなくなったり寝たきりになった老人をこの棒で殴り殺したという、凄絶な歴史の遺物です。このこん棒は、スウェーデンの福祉の原点として、その象徴として老人施設の門に飾ってあるといいます。

なんともすさまじい史実ですが、それを破棄したり、隠したりすることもなく、福祉の原点の象徴、あるいは戒めとして、施設の門に飾っているというのもすごい話です。日本だと、姥捨山に使ったかごが、老人ホームの入り口にかけてあるようなものです。臭いものには蓋をしたり、歴史の闇に葬り去るのが得意な日本では考えられないことです。

姥捨山の伝説は、日本各地に残っています。それが事実であったのは、確からしいのですが、証拠がほとんどないので、具体的にどの場所でどのように行なわれていたかはよくわかっていないのです。多くの伝説が残っているということは、老人を捨てることは、それだけ日常的だったのかもしれません。

姨捨山伝説があったころの日本人は、平均寿命は40歳くらいだったと推定できます。捨てられる対象は70歳ほどで、「人生七十、古来稀なり」といわれるほど、極めて数が少なかったと思われます。その歳になった老人たちも、捨てられるのを覚悟し、自ら進んで山へ連れていくよう、頼むこともあったといいます。また、捨てられる老婆が山道の曲がり角ごとに木の枝を折って、背負っている息子が帰り道を迷わぬよう心づかいをした話なども伝えられています。爺捨て山はなかったのかというと、日本昔話100選に老父が捨てられる話が出ており、数は少ないものの、実際にあったようです。

インターネットを見ると、「姨捨山を復活させればよい」という意見がありました。そんなことを考えている投稿者さん。あなたが、その年頃になって、子どもたちに捨てられないことを祈ります。

40 ただちに縁切りすべき、4つの人間関係

DV（Domestic Violence：家庭内暴力）に苦しんでいる人は、想像するより、はるかに多いと思われます。身内の恥として、表沙汰にしないケースも多く、少し叩かれる程度なら、日常茶飯事でしょう。

DVは、離婚の有責事項となります。DV夫（妻）は、その相手から、ただちに離婚されるべきです。人に殴られて、我慢するという心理が理解できません。殴り返せというのではありません。そうすれば、もっとひどい仕打ちにあうでしょう。DVの場合、最初の軽い一発目で、行動を起こすべきだったのです。それを我慢するから、行動がエスカレートし、取り返しのつかない事態になるのです。

最良の方法は、結婚、あるいは入籍の前に、暴力を振るえば、ただちに離婚することを確約し、文書として残しておくべきです。もちろん、相手が有責です。暴力だけ

でなく、義父母との同居、介護などを一切しないこと、それを強要されればすぐに離婚する、ということも含めましょう。

配偶者から、少しでも、暴力や、モラハラを受けた場合、ＩＣレコーダー、小型のビデオカメラを用意し、暴力の実態を録音、録画しておくべきです。今では、高性能のＩＣレコーダーやビデオカメラが、１万円以下で売られています。音声と映像で残しておけば、どのようなシチュエーションになろうと、強い味方になってくれます。

さて、「エネ夫（妻）」とはなんでしょうか？

エネ夫（妻）のエネとは、enemy（敵）という意味で使われています。文字どおり、自分の敵という意味です。永遠の愛を誓ったはずの配偶者が、自分の敵とは……。

そのような破たんした結婚生活を続けて、いったい何を得ようというのかわかりません。配偶者がエネであると判明した時点で、さっさと離婚するべきです。特に、姑と結託するタイプのエネ夫とは、速やかに別れるべきで、長引けばそれだけ人生を損するだけです。

私自身を他山の石としてください。

別れた家内の悪口を言うと「40年間、なぜ別れなかったのか」と、よく聞かれます。一つは、神に誓ったこと。もう一つは、彼女を世に放てば、人類がどれだけ不幸になるかと考え、自分一人が堪えればよいとの、誤った自己犠牲に囚われていたからです。馬鹿だった……。冒頭で述べたように100歳まで生きると目標を立てたのは、彼女のせい(おかげ?)なのです。「この女より、先に死んでたまるか」と。

別れた家内は、「お礼を言わない協会の会長」なのか、何をしてあげても、「ありがとう」とか「すみません」を言わない女性でした。

あるとき、携帯電話を駐車場の車の中に忘れたというので、炎天下、汗だくになり、往復20分もかけて、取りに行ってあげたことがあります。

携帯電話を渡されたとき、女性の1万人に9999人は、「ありがとう」とか「すみません」とか言いますよね。世の中に、この状況で、それ以外の言葉を思いつく女性がいるでしょうか。

家内が言ったのは、

「遅いわねッ」

でした。

まだ、口をきいていたころ。誕生日のプレゼントを持って、彼女の部屋のドアを開けたときです。

裁縫の手を休めることなく、こちらをチラリと見て

「そこに置いといて」

ドアの入り口に立っている私に言いました。

私は、ピザの宅配便か！

20年以上前に、さっさと別れて、お互いに人生をやり直していれば、どれほど素晴らしい人生の後半を送ることができたか、今でも思い出しては、胸が熱くなることがあります。これは彼女にとっても、同じことだったに違いありません。

ただ、私がどのような痛みにも耐え、どんな苦しみも、絶望も、挫折も、傷心も、やすやすと乗り越えていける、鋼のような意志を持つ人間になれたのは、彼女のおかげなのです。これだけは感謝しなくてはなりません。なにしろ、あの結婚生活に比べ

れば、どのような地獄でも、気楽に温泉巡りをしているようなものです（確かそんな温泉が大分県にあったような……）。ちょうど、無実の罪で、終身刑になっていた囚人が、ＤＮＡ鑑定の結果、再審の末、40年ぶりに釈放された気分です。これはもう、人生最高の喜びです。

何も考えることはありません。すでに愛の失われたエネ配偶者とは、さっさと別れて、新たな人生の第一歩を踏み出しましょう。そのほうが、あなたにとり、どれだけ幸せか、計り知れません。

愛の本質は自己犠牲であり、無償でなければなりません。そうでないメッキの愛は、いつかは剥がれ、内にある錆が毒として放たれます。

束縛、打算、過干渉、完然無視、自己保身、泣き落とし、過度の依存、高圧的態度、相手を傷つける言動、だれのおかげでという恩着せ……などの毒をまき散らす、毒配偶者、毒親、毒兄弟、毒子とは、なるべく早く縁を切ってしまいましょう。もちろん、あなた自身がそうならないよう、常に内なる愛を見守り、育んでいくべきなのは言うまでもありません。

対人関係の葛藤の代表として、嫁と姑《しゅうとめ》の関係を考えてみます。

男は、何歳になっても若い女性に嫌われたくない、という潜在意識があります。嫁いびり舅《しゅうと》が少ないのはそのためでしょうか。

姑とは、読んで字のごとくです。女が古くなって、醜くなり、賞味期限が切れていく様と、自分が手塩にかけた大切な息子が若い女性に奪われる思いのはざまで、心が激しく揺れます。寂しい思いをしている自分と、幸せそうな嫁の姿に加えて、本能である同性への競争心が、重く暗くよどみます。やがて、抑えつけていた感情が高ぶり、ついには陰湿で執拗な、ありとあらゆる嫌がらせに形を変えていきます。女性の本能から生じるこの衝動は、容易なことでは抑えることができません。

離婚の有責になる原因には、不倫、DV、虐待、遺棄《いき》、3年以上の行方不明、回復の見込みがない精神疾患、婚姻の継続が困難な重大な事由などがあります。度が過ぎる嫁いびりは、「婚姻の継続が困難な重大な事由」として認められることがあり、配偶者の有責となります。もし、姑に次のような言動があれば、すぐに絶縁するべきでしょう。

「女の子は要らない。おろして、男の子を産め」「この子は、本当に息子の子か」「嫁は義両親と同居するのが普通だ」「義両親を介護するのは嫁の務めだ」「これだから、田舎者は」「貧乏な家庭からもらってやった。ありがたく思え」

料理に唾を吐く。手紙を勝手に開ける。私物を捨てる。寝室をあさる。アポなしで自宅に突撃してくる……など、常識ではありえないようなことを平気でしたり言ったりする場合です。

二度としないよう念を押し、それでも続く場合は縁を切りましょう。

「味付けがなっていない」と言って、自分で作り直す。

掃除をすれば、「汚い」「手抜きだ」と因縁をつけてくる。

「洗濯物のたたみ方が悪い」「しわを伸ばさずに干した」「わが家の家風と違う」

「そんなこと、息子は望んでいない」など、あらゆることを、自分の脳内で都合よく変換し、嫌味を言ってくる、がみがみ言う、罵詈雑言を並べるなどです。

嫁姑の葛藤における基本的考えは、姑は夫の母であり自分とは他人であること、同居していても本当の家族ではないこと、にあります。そう思えば、何をされても、何を言われても、無視するか、耳を貸さなければいいだけのことです。

結婚当初、いい嫁を演じようと、このような嫌がらせを我慢しますと、便利屋から家政婦がわりになり、ついには奴隷認定されてしまいます。

最初に、他人であること、家族ではないことを、姑にはっきりと言っておくべきです。嫁姑の問題は、間に立つ夫の存在が大きいのです。結婚する前に、義母、義父などから、ひどい嫌がらせや、ハラスメントを受けた場合、すぐに離婚するという契約を結んでおくことが肝要です。夫がそのような契約を少しでも嫌がるそぶりを見せるのなら、縁がなかったとして結婚を見送るべきです。また、同意しても、その家族が異議を唱えるなら、その義家族とは完全に絶縁することを宣言しましょう。

夫をいくら愛しているとしても、あなたの人生の前に立ちふさがる義母という障害物を乗り越えるのは、容易ではありません。そうなる前に、一切の縁を切っておけば、あなたは愛する人と共に、洋々たる未来に向けて、自由に羽ばたいていくことができます。これは、長生きするための最低条件です。

41 つらく、哀しく、難しい、親の扱い方

だれもが老いていきます。老いとともに、体が不自由になります。やがて、働けなくなり収入がなくなります。貯金もなく、収入がなくなれば、生活が成り立たなくなるのはわかりきったことです。そのために、年金をかけ、節約し、貯蓄に励み、健康に留意して、いつまでも元気で働けるようにするべきです。

「無貯金、無年金、サイマーな高齢者は、いったい何を考えて生きてきたのか」（サイマーとは、債務者からきたネット用語で、多重債務者の意味）という叱責《しっせき》の声が、インターネットなどに溢れています。以前なら決して表に現れなかった、個々の家庭のつらい状況が、ネットを通じて白日の下にさらされています。

大多数の意見は、「そんな最低な親の面倒をみて、共倒れになるのは嫌だ」「援助する経済的な余裕はないので、どうもできない」「姿をくらませて、連絡が取れないよ

うにする」「自業自得だ。生活保護でも受ければよい」というものです。

確かにそういった両親を、死ぬまで援助できる人は、少数派だと思われます。正規職員が半数しかいない今の世、多くの家庭は、共働きでも自分の生活を維持していくのがやっとです。兄弟姉妹がたくさんいて、分担して両親を援助できなければ、とても無理でしょう。貯金も年金も、財産もない両親が、父65歳、母60歳だとします。どんなに節約しても、税金などのことを考えると、二人で月に20万円は必要でしょう。二人が、あと25年生きたとします。すると、最低6000万円のお金が必要です。こんな金額、用意できますか?

「とてもそんなには生きないだろう」「せいぜい平均寿命までだ」というのは、考えが甘いかも。

なぜなら……。そうです。その二人は、この本を読んでいるかもしれません。本のとおり、元気で最高齢者を目指して、日々、努力を重ねていたとしたらどうしますか。読んでいないと確認できなければ、あと10年分、2400万円を上積みしてください。

本人たちは、働けなくなったり、要介護になれば、子どもたちに面倒を見てもらうつもりでいます。育てた恩は口に出さなくても「日本は、昔からそうしている」という、暗黙の了解があると思っているのです。しかし、そういう考えは過去のものとなりつつあります。なるべく早い時期に、両親に「援助することも、面倒を見ることもできない」と宣言しておくべきでしょう。

そうしても、親を見捨てた、ということにはなりません。もちろん、何もせずに、連絡を絶ったり、絶縁したりするのではなく、両親が生活に困るような状況に陥れば、同居の場合は所帯を分け、生活保護の申請をやってあげましょう。

その場合、福祉事務所から3親等までの親族に、援助できないかの問い合わせがいきます。このことが、生活保護の申請を躊躇させる、一つの要因になっています。だれも自分が貧乏であることを知られたくありません。特に、親戚には、です。歳をとるほど、そういう思いが強くなるのです。

今後、年金は、マクロ経済スライドにより、さらに減額され、介護保険をはじめとする各種の税金はさらに高くなり、最後のよりどころである生活保護は、審査が一段と厳しくなるのは間違いないでしょう。

国は、なるべく早期に、貧困状態にある高齢者を援助する、特別な社会保障制度を作るべきです。医療、介護施設の拡張、健康増進、生きがいなどのメンタルケア、社会参画の指導などを含めた、それぞれの老後をトータルに支援するシステムです。

年金もほとんどない彼らが高齢となり、働けなくなったら、生活保護を受けざるを得なくなります。財源不足を、制度未整備の言い訳にすべきではありません。このままでは、さらなる困難と混乱が、豊かで実りのあるべき、すべての人の老後を容赦なく襲うでしょう。

現時点で、あなたに多少の経済的余裕があったとしても、無貯金、無年金の親の援助はすべきではないのです。どんなにつらくても、生活保護を受ける方向に導いてください。

そうしなければ、近い将来、自らが下流老人、老後貧困、老後破産などになる確率がより高くなるでしょう。元気で最高齢者はあきらめるしかありません。

「友達から逃げることはできるが、家族からは逃げることはできない」

よく言われるこの考え方を、きっぱりと否定しましょう。あなたは、だれからも逃げることができます。すべての束縛を解き放ち、真に愛する人と、手を取り合って、限りない未来に向けて……。

ステージ4

画竜点睛の1項

ついに、ステージ4になりました。

ステージ1から3までの41項目にわたる、困難な道のりを越えてここまで到着したあなたには、最後の強烈な1項目を達成する強い意志の力がすでに備わっていると思われます。

42 死ぬまで働くのはなんのため？

「まさか、最高齢まで生きて、死ぬまで働け、というのは、112歳になっても、働くのですか？」

「はい。その、まさかです」

何歳になっても、働きつづけるということが、元気で最高齢を目指すシークレットキーであることは間違いありません。

あなたは何のために働くか？

2017年度の、広範囲にわたる勤労意識調査では、30歳の1位が「生活を支える」で、30歳以上では、2位がすべて「社会に貢献したい」でした。

以下、3位～5位は、「自分の能力を発揮する」「人間の務め」「生きがい」の順になっています。

「何歳まで働くか？」の質問では、男女別で「65歳まで（年金受給まで）働く」が男性43％、女性54％でした。

退職金や年金をもらったら、働くのをやめ、海外・国内旅行や、好きなことをしたり、趣味に生きたり、ボランティアなどで社会貢献したい、ですか？

実は、定年を迎えた後、歳を重ねていくと、70歳を過ぎるあたりから、

「自分は、もう、社会に必要とされていない邪魔者なのか」

「私は、世の中に不要な人間なのかしら」

「どんなに元気でも、生きている意味を見いだせない」

という意識が、だれの胸にも去来します。その思いから抜け出すことができず、日夜、苦しめられる人もいるほどです。

長寿を目指す者にとって、この思いは、大きなマイナスになります。どんなに歳をとっても、「社会が自分を必要としている」というモチベーションが、人生の終盤において、なによりも重要なのです。

元気で最高齢者を目指すあなたは、死ぬまで働きましょう。

死ぬまで働くといっても、80歳を超えて、若いときのように肉体労働をしたり、正規職員でフルタイムで働く、という意味ではありません。普通のパートタイマーでなくとも、１週間に１～2日でも、１日に数時間でもいいのです。これくらいなら、元気なあなたは、何歳でもできるはずです。生活のために働くわけではないので、職種を選ばす、短時間であれば、働き口は結構あるものです。シルバー人材センターへの登録もあります。

１００歳を超えて、なお元気であれば、講演などの仕事はいくらでもあります。職人の技を持っていて、目と手に問題がなければ、何歳でも仕事は続けられます。定年後に、職業訓練所で、手に職をつける方法もあり、実際に多くの人がチャレンジしています。人生で遅いということは、決してないのです。

ただ、老齢になって、食うために、生活のために、働きつづけなければならないのは、悲しいものです。

軽井沢のスキーバス事故で、大学生を含む15名もの命が失われた痛ましい事故がありました。事故を起こした運転手は65歳で深夜業務の経験も少なく、大型バスの運転には不慣れであったといいます。碓氷《うすい》バイパスはカーブも多く、事故が多発する場所です。過失のほとんどが、運転操作ミスを犯した運転手にあることは違いありません。ですが、65歳でこのような過酷な業務につかざるを得なかった彼の事情に思いを馳せると、暗澹たる気持ちになるのは筆者だけでしょうか。

死ぬまで働く、あるいは働くという気概を持つということは、単に生活のためだけであってはなりません。社会の歯車の一枚として、短時間でも働いて、お金を稼ぐということが重要なのです。

同じ社会への参画といっても、ボランティアとは根本的に異なります。

ボランティアは、やってもやらなくても、参画してもしなくてもいい、恣意的な精神の基調の上に、仮に組み立てられた建造物です。仮の姿ですから、永続的に続くものでも、老後における自らの生の意味を明確に証明するものでもありません。一般的な労働とは次元が違うものです。

２０１７年、１０５歳の天命を全うされた、医師の日野原重明先生は、亡くなられる数カ月前まで、普段どおり診察をされていました。あと7年ほど長生きされれば、この本の完璧なお手本になったのですが、残念です。

いくつもの困難なステージを乗り越えて、ここまできた読者諸兄は、平均寿命以上生きる可能性が高いので、「65歳あたりで仕事はリタイア。老後は好きなことをやって気楽に過ごすつもりです」なんて軟弱なことを思ってはいけません。

死ぬまで働く、あるいは働くという気概を持つべきです。それが、元気を保つ源であり、最高齢者になるための王道なのです。

エピローグ

ＤＴＡという言葉があります。

Don't trust anybody の略で、「だれも信じてはいけない」という意味です。

実は、このＤＴＡは、長生きを目指すものにとって、もっとも基本的な考えです。

このことは、各ステージで繰り返し言及しました。

健康診断、がん検診、医者の言うこと、サプリメントの広告、牛乳が体にいい、朝食を食べるべき、バリアフリーの家、健康のための運動、宇宙人はいる、フェイクニュース……真に愛する人以外、容易に人の言うことを信じてはいけません。

これを常に心に留めていれば、社会や家族における自らの立ち位置が明確になり、人に裏切られることも、騙されることもなく、対人関係の葛藤や、社会生活の重圧もなくなり、他人に優しく自己に厳しい、愛する人のためならどのような痛みにも耐え、確固とした人格と気品に溢れる、輝ける人生を送ることができるはずです。

最高齢を目指すあなた。齢《よわい》を重ねるにつれ、あなたの周囲から愛する人が、一人、また一人といなくなる悲しみはあります。100歳を超えるようになると、配偶者、兄弟ばかりか、子や孫までが、先に旅立つということもあるでしょう。

しかし、たとえ、あなたが最高齢まで生き、愛する人が一人もいなくなっても、あなたが生きてきたという事実そのものは、永遠に失われることはありません。これこそが、充実した人生を全うした証《あかし》ではないでしょうか。

世の中には、3つのことしかありません。

愛する人
自分
その他（Anybody and anything）

愛する人が、一番、最初です。
なぜなら、
Omnia vincit Amor（オムニア、ウインキト、アモール）
愛は、すべてに打ち勝つ。

松村秀樹◉まつむら・ひでき
1947年、広島市生まれ。岡山大学医学部卒業後、整形外科および形成外科医として、各地の救急病院に勤務。その後、新宿区で形成外科医院を開業していたが〝一身上の都合〟（詳しくは本書を参照）により、熊本市に移住。現在、熊本市中央区下通りにて「しみ・ほくろクリニック」を開業中。1980年に世界で初のコンピュータによる医学診断プログラム（アップルドクター）を開発、1986年に第46回講談社小説現代新人賞受賞、著書に『病院屋台』（小学館文庫）、アマチュア無線一級など、多分野にわたって（支離滅裂に）活躍している。本書は、正当な医学知識をベースにしつつ独創的視点で展開された、未曾有の長寿&健康論である。

容赦なく長生き！

二〇一八年　七月　二日　初版発行

著　者　松村秀樹
発行者　中野長武
発行所　株式会社三五館《さんごかん》シンシャ
〒101-0052
東京都千代田区神田小川町2-8　進盛ビル5F
電話　03-4400-2152
http://www.sangokan.com/
発　売　フォレスト出版株式会社
〒162-0824
東京都新宿区揚場町2-18　白宝ビル5F
電話　03-5229-5750
https://www.forestpub.co.jp/
印刷・製本　中央精版印刷株式会社

ISBN978-4-89451-997-8

容赦なく長生き！

読者の方に限り
特別プレゼント

ここでしか手に入らない貴重な情報です。

あなたの寿命を縮める
“あるもの”を回避する方法

（PDF ファイル）

著者・松村秀樹さんより

紙幅の関係で本書には掲載されなかった「容赦なく長生き」のためのプラスアルファ情報をご用意しました。あなたの寿命を縮める“あるもの”を回避する方法です。本書の読者限定の無料プレゼントです。本書と併せてこの特典を手に入れて、ぜひあなたの人生にお役立てください。

特別プレゼントはこちらから無料ダウンロードできます↓

http://frstp.jp/35nagaiki

※特別プレゼントは Web 上で公開するものであり、小冊子・DVD などをお送りするものではありません。
※上記無料プレゼントのご提供は予告なく終了となる場合がございます。あらかじめご了承ください。
※当プレゼントの配信はフォレスト出版が代行いたします。プレゼントのお申込みには、フォレスト出版が管理・運営するシステムへメールアドレスの登録が必要となります。